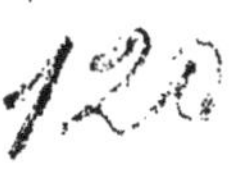

PROBLÈMES CLINIQUES

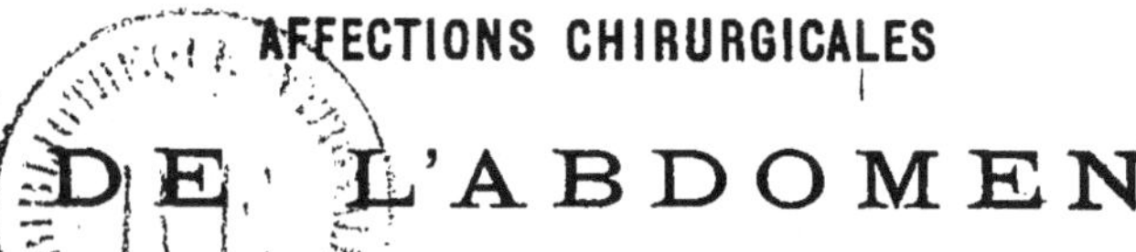

AFFECTIONS CHIRURGICALES

DE L'ABDOMEN

APPENDICITE — OCCLUSION INTESTINALE
CHOLÉCYSTITE — KYSTES HYDATIQUES DU FOIE
CANCER DU FOIE — CANCER DE LA TÊTE
DU PANCRÉAS — PYÉLONÉPHRITE GRAVIDIQUE
TUMEURS DU MÉSENTÈRE
PERFORATIONS TYPHIQUES — HERNIES, ETC.

PAR

LE Dr E. ROCHARD

CHIRURGIEN DE L'HOPITAL SAINT-LOUIS

AVEC FIGURES DANS LE TEXTE

PARIS

OCTAVE DOIN, ÉDITEUR

8, PLACE DE L'ODÉON, 8

1907

PROBLÈMES CLINIQUES

AFFECTIONS CHIRURGICALES

DE L'ABDOMEN

PROBLÈMES CLINIQUES

AFFECTIONS CHIRURGICALES
DE L'ABDOMEN

APPENDICITE — OCCLUSION INTESTINALE
CHOLÉCYSTITE — KYSTES HYDATIQUES DU FOIE
CANCER DU FOIE — CANCER DE LA TÊTE
DU PANCRÉAS — PYÉLONÉPHRITE GRAVIDIQUE
TUMEURS DU MÉSENTÈRE
PERFORATIONS TYPHIQUES — HERNIES, ETC.

PAR

LE Dr E. ROCHARD
CHIRURGIEN DE L'HOPITAL SAINT-LOUIS

AVEC FIGURES DANS LE TEXTE

PARIS
OCTAVE DOIN, ÉDITEUR
8, PLACE DE L'ODÉON, 8

1907

PROBLÈMES CLINIQUES

AFFECTIONS CHIRURGICALES

DE L'ABDOMEN

CHAPITRE I

Il y a du pus. — Est-ce la vésicule biliaire? le rein ou l'appendice? — Faut-il opérer?

Le chirurgien, dans nombre de cas, se trouve appelé comme le mathématicien à résoudre un véritable problème auquel il est permis de donner le nom de *Problème clinique*. Il se trouve, en effet, en face de symptômes plus ou moins précis qu'il doit interpréter pour arriver à un résultat, et ce résultat a une portée capitale, car de lui dépend l'intervention ou la non-intervention.

Il faut bien savoir, en effet, qu'en thérapeutique chirurgicale le point intéressant n'est pas l'opération elle-même, qui, à l'aide des moyens que nous possédons aujourd'hui, est pour ainsi dire plus ou moins à la portée de tout le monde; mais bien la décision de l'opération.

Faut-il opérer? ou peut-on attendre? telle est la grosse question devant laquelle nous nous trouvons constamment en présence et surtout dans les cas d'urgence.

Eh bien, la solution de cette question repose entièrement sur le diagnostic. Si les signes cliniques sont nets, d'une facile interprétation, on sait où l'on va et si une intervention est nécessaire ou non.

Si, au contraire, les symptômes sont indécis, se rapportant à la possibilité de plusieurs affections; si le jugement est flottant, non seulement sur la cause de ces symptômes, mais encore sur l'organe qui leur donne naissance, la seule thérapeutique chirurgicale consiste à attendre; c'est l'expectation à mains armées, et souvent l'examen plus longtemps mûri et par conséquent plus approfondi du malade, l'apparition de faits nouveaux, vous permettront parfois d'arriver au diagnostic et d'opérer en connaissance de cause, s'il y a lieu.

Une seule chose doit, dans ces cas, attirer l'attention du chirurgien, c'est l'état général du malade; tant que celui-ci ne périclite pas, tant que les forces se maintiennent, on peut continuer le traitement médical; mais si la faiblesse devient menaçante, si toutes les médications ont été impuissantes, alors il faudra prendre le bistouri pour faire une opération dite exploratrice qui sera palliative ou deviendra curative suivant les lésions que l'on rencontrera.

Pour appuyer ce que nous venons de dire sur des exemples, voici, entre autres, un problème qui se pose presque journellement dans les affections qui ont l'*hypocondre droit* pour siège.

Vous êtes appelé auprès d'un malade qui a de la fièvre, et, après l'avoir examiné, votre attention est attirée du côté droit de l'abdomen. Le malade, en effet, se plaint de douleurs localisées en cette région, ou, s'il ne souffre pas spécialement du flanc droit, la palpation y décèle une tuméfaction que le palper bimanuel rend évidente. Ces premières données du problème posées, il faut savoir si c'est le *rein*, le *foie* ou la *vésicule*, *l'intestin* ou *l'appendice* qui sont en jeu.

Quand il y a eu de l'ictère et des coliques hépatiques, la solution du problème devient facile, de même que s'il existe des urines purulentes, ou bien encore si le malade a eu des garde-robes pathologiques, c'est alors ou le foie, ou le rein ou l'intestin qui est en cause; mais dans nombre de cas les symptômes importants manquent, deux affections peuvent coïncider; ou l'une peut venir se greffer sur l'autre, comme une entérite par exemple, qui se compliquerait de cholécystite; c'est alors que le problème devient véritablement difficile, et comme pour apprendre à trouver la solution il faut naturellement se mettre en présence des faits cliniques, je ne puis mieux faire, pour démontrer ce que je viens d'avancer, que de retracer l'observation suivante :

Je suis appelé auprès de M. R..., homme d'une quarantaine d'années et d'un certain embonpoint. Il est souffrant depuis quelques jours et me dit immédiatement qu'il a de la fièvre et de la douleur dans le côté droit. La température est en effet de 39° le soir, et, quant au point douloureux, il est bien net; mais sa situation n'est pas celle du point appendiculaire. Il siège, en effet, au-dessous du rebord des fausses côtes, à peu près à quatre travers de doigt de la ligne médiane, et s'irradie vers la région postérieure. La main appliquée sur cette partie et déprimant graduellement la région exaspère la douleur, en même temps qu'elle dénote un empâtement notable.

Le palper bimanuel, à l'aide d'une main appliquée dans la région lombaire et l'autre (la main droite) à plat à la partie antérieure de l'abdomen, fait sentir une grosse masse qui, repoussée par la main postérieure, vient soulever la paroi abdominale en avant. On a, en un mot, ce qu'il est convenu d'appeler le phénomène du *ballottement rénal*. La palpation en avant délimite assez mal la tuméfaction, à cause de l'embonpoint du malade; mais elle arrive à peine à la ligne de Mac Burney. Les manœuvres que nous venons d'indiquer sont douloureuses. Le foie ne paraît pas augmenté de volume et la percussion donne de la sonorité au niveau de la tuméfaction.

Il n'existe pas d'ictère, et quoique le malade ait été dans les pays tropicaux, il n'a pas de passé hépatique et a seulement présenté quelques fièvres intermittentes. Les urines sont troubles, mais ne présentent ni pus, ni sucre, ni albumine. La fièvre est continue, avec des exacerbations vespérales de un à deux degrés arrivant à 39° le soir et même dépassant cette température. Les garde-robes sont un peu difficiles, mais à l'aide de laxatifs on parvient à débarrasser l'intestin.

Le teint est un peu terreux ; les traits sont tirés comme chez les personnes qui souffrent.

Un premier point devait attirer l'attention dans l'analyse des signes présentés par ce malade, c'était la persistance et la nature de la fièvre, qui était une fièvre chirurgicale, si on me passe cette expression. Elle présentait en effet les oscillations caractéristiques, montant ou dépassant 39° le soir pour ne jamais descendre beaucoup au-dessous de 38° le matin. Cette continuité, avec exacerbation d'environ deux degrés le soir, dénotait une suppuration évidente. Si j'insiste sur ce point, c'est que dans les suppurations internes, pour être sûr de la présence du pus, non seulement il faut ces chutes et ces descentes typiques de la température faisant monter le soir le thermomètre de deux degrés plus haut que le matin ; mais il faut encore que la température du matin ne soit pas celle d'un malade apyrétique, c'est-à-dire présentant une normale de 36°6 à 37°. Je sais bien qu'il est des exceptions, mais en clinique il y a toujours des exceptions, et que chez certains malades, ou bien encore sous l'influence d'une thérapeutique antithermique, on peut voir du pus se former avec une température tombant à 37° le matin ; mais ce n'est pas la règle, et on n'a la certitude de la présence du pus que lorsqu'il y a élévation constante de la température.

Chez le malade qui fait l'objet de cette observation, d'après le tracé thermométrique, il y avait du pus d'une façon évidente, et pour lui donner issue, s'il y avait lieu, il fallait trouver son siège.

Était-il dans la vésicule ? dans le rein ? ou autour

de l'appendice? Avions-nous affaire à une cholécystite suppurée, ou à une pyélonéphrite ou à
une suppuration d'origine intestinale ou appendiculaire.

La cholécystite n'était pas probable. L'absence de
l'ictère et de coliques hépatiques, l'âge et le sexe du
malade ne plaidaient pas en faveur de ce diagnostic;
de plus le foie n'était pas augmenté de volume.

Un abcès autour d'un néoplasme devait être écarté
à cause de l'âge de notre patient, et l'origine appendiculaire d'une collection suppurée se présentait à
l'esprit; mais faire le diagnostic net d'appendicite
était impossible à cause de la tuméfaction, qui
n'était pas dans la région du cæcum : de plus, il n'y
avait pour ainsi dire pas de réaction péritonéale; à
peine si j'avais pu constater de l'état nauséeux, et il
n'y avait pas eu de vomissements.

Restait la pyélonéphrite, ce diagnostic devait être
discuté. Il existait, en effet, du ballottement rénal, de
la sonorité en avant de la tuméfaction, signes donnés
comme classiques pour localiser une affection dans le
rein; la température indiquait une suppuration qui
pouvait être alors placée dans cet organe, et enfin le
passé du malade venait encore à l'appui de cette
opinion. M. R... était en effet atteint de gravelle et
avait fait quelques mois auparavant un séjour à Con-
trexéville. Mais, d'un autre côté, l'examen des urines
ne dénotait rien d'anormal.

Pour m'éclairer, j'appelai en consultation un de
mes collègues spécialisé dans les voies urinaires, et,
après examen du malade, il conclut à la présence du

pus dans le rein et à une néphrotomie qui, pour être plus précoce, n'en serait que plus efficace.

Malgré cet avis, j'ajournai l'opération. L'absence de symptômes urinaires, la souplesse de la région lombaire dans laquelle la main pouvait plonger, la non-déformation de cette partie, tous signes qui, il faut le dire, ne sont pas indispensables pour poser le diagnostic d'abcès du rein, me faisaient différer l'opération; d'autant que la décision était grave à prendre, car, avec le diagnostic de néphrite suppurée, il fallait attaquer la lésion par la voie lombaire. Et si je n'avais rien trouvé de ce côté, j'eus été obligé de me porter en avant, ce qui eût compliqué considérablement la situation.

Comme l'état de mon malade n'était pas alarmant, je continuai à faire de l'expectation armée, et bien m'en prit, car, quarante-huit heures après la consultation dont je viens de parler, M. R... évacuait une énorme collection purulente par le rectum.

Les selles continrent du pus pendant plusieurs jours, en même temps que la tuméfaction disparaissait petit à petit et que le malade revenait à la santé.

Notre diagnostic était donc juste, il y avait une suppuration quelque part et elle n'était pas dans le rein. On sait, en effet, que les évacuations spontanées du pus, provenant d'un abcès rénal, ne se font jour à l'extérieur que sous la forme d'un phlegmon périnéphrétique avec ouverture à la peau dans la région lombaire, ou bien encore se traduisent par de la pyurie, par la présence du pus dans les urines. L'abcès s'ouvre alors dans le bassinet et se vide par l'intermédiaire de l'uretère dans la vessie. Mélangé à l'urine, ce pus est évacué par l'urètre et se présente à nous avec des caractères bien connus. Or, à aucun moment les urines de M. R... n'ont présenté la moindre trace de suppuration, mais simplement des urates en abondance.

D'où provenait alors ce pus dont les caractères macroscopiques étaient évidents et dont la présence a été contrôlée par les examens chimiques et microscopiques? Provenait-il de la vésicule biliaire ? On sait en effet qu'il n'est pas rare de voir ce réservoir prendre des connexions avec l'intestin et y déverser son contenu ; mais cette perforation pathologique a été observée principalement dans les cholécystites calculeuses. Or les garde-robes ont été examinées avec soin et jamais on n'y a rencontré la moindre trace de cholélytes ; de plus, le pus ne contenait pas la moindre trace de pigment biliaire, et enfin il était en si grande quantité qu'il est difficile d'admettre que la vésicule biliaire eût pu en contenir autant.

Aussi n'hésitons-nous pas à faire de cette collection purulente une collection péri-appendiculaire.

La couleur du pus, sa fétidité, son abondance, la diminution immédiatement notable de la tuméfaction plaident en faveur de cette opinion. Seule la situation de l'abcès haut placé pourrait rendre difficile cette interprétation. Mais nous savons que l'appendice ne siège pas toujours dans sa position normale ; si on l'a trouvé rarement à droite, on l'a souvent vu, recourbé, venir se fixer sous le foie ; pour notre part, nous avons rencontré plusieurs fois cette disposition anatomique.

Une fois fixé en haut, il peut y déterminer des abcès, et l'histoire de notre malade, les douleurs, la marche de la température cadrent avec le tableau de l'appendicite.

C'est donc bien au diagnostic d'appendicite suppurée qu'il faut s'arrêter, et je terminerai en faisant remarquer combien les problèmes cliniques sont parfois difficiles à résoudre, puisque même devant une solution favorable avec évacuation des corps du délit, on peut hésiter sur l'interprétation à donner aux symptômes attentivement recueillis.

Il y a du pus, est-ce le rein, la vésicule biliaire ou l'intestin ? Problème parfois difficile à résoudre et qui a une importance capitale pour le chirurgien, auquel il appartient de décider s'il va porter le bistouri dans la région lombaire ou si, au contraire, il doit pratiquer une laparotomie antérieure.

J'ajoute qu'il y a aujourd'hui près de quatre ans que ces accidents se sont produits. J'ai souvent l'occasion de revoir M. R..., qui se porte à merveille et dont le flanc n'est jamais douloureux.

CHAPITRE II

Il y a appendicite. — Faut-il opérer?

Ce titre peut, au premier abord, paraître bizarre
de la part d'un chirurgien ; car, il faut le dire, plus
on va, plus la chirurgie appendiculaire devient inter-
ventionniste. Il ne faut pas en accuser seuls les opérateurs ; le grand public, très friand des conversations
médicales, a connu les cas tragiques dans lesquels un
malade mourait d'appendicite en quarante-huit heures,
il se figure que l'appendice est un organe toujours
prêt à faire explosion dans l'abdomen et, très souvent,
il exige du chirurgien une intervention qui va le débarrasser d'un danger qu'il croit réel, aimant mieux,
comme dit Roux de Lausanne, avoir son appendice
dans sa poche que dans sa situation anatomique normale ; mais il faut se demander si, à côté des nombreux cas dans lesquels l'opération est vraiment nécessaire, il n'y en a pas beaucoup d'autres dans lesquels
on pourrait s'en passer ; si de nos jours on n'abuse
pas un peu de l'opération, et si, par hasard, dans un
siècle un voyageur, se trouvant en présence de corps

conservés comme ceux des catacombes de Palerme ou
de l'église Saint-Jean de Bordeaux, ne se demanderait
pas : « Qu'est-ce qu'ils pouvaient donc avoir qui
nécessitait à leur époque une incision toujours la
même dans la fosse iliaque droite ? »

Certes, j'estime qu'il faut opérer, et il y a des cas
où, pour moi, il n'y a pas de doute ; ce sont ceux
dans lesquels la vie est immédiatement en danger. Il
faut encore opérer quand la rechute de l'appendicite
menace le malade ; mais, dans nombre de circonstances, la situation n'est pas grave, et c'est dans ces
cas justement que l'avis des chirurgiens diffère.
Pour mieux me faire comprendre, je vais poser le
problème clinique suivant :

Voici un malade qui est pris subitement d'une douleur très violente dans le côté droit, douleur qui s'exacerbe, qui s'accompagne de vomissements. On fait
appeler le médecin de la famille, qui constate une douleur bien nette au point dit de Mac Burney, de la
défense de la paroi abdominale. Il prend la température qui est aux environs de 39°. Il compte le pouls
qui bat 110 pulsations à la minute. Il fait, à juste
raison, le diagnostic d'appendicite, et sachant combien
cette affection est insidieuse, il fait appeler un chirurgien pour se mettre à couvert ; mais il n'a pu voir son
malade que tard, le chirurgien demandé est sorti et
ne peut venir que le lendemain matin. Le traitement
médical a été institué, et quand le chirurgien examine
le malade, il trouve que les douleurs ont presque cessé
par l'application de la glace et que le pouls bat de 88
à 90 pulsations. Le chirurgien n'est pas un interven-

tionniste à outrance, on continue le traitement médical et le malade guérit. Faut-il opérer cette appendicite? Pour ma part, j'ai toujours l'habitude de me dire : « Si c'était toi, te ferais-tu opérer ? » et, dans la circonstance, je répondrais non. Comme beaucoup de mes collègues ne sont pas de mon avis, je vais donner mes raisons.

Tout d'abord, on peut guérir de l'appendicite. Il y a même une chose curieuse ! Si on recherche les lésions appendiculaires sur des cadavres qui n'ont jamais accusé, durant leur vie, la moindre gêne de ce côté, on est frappé d'en trouver 20 p. 100 (Tuffier) et même 33 p. 100 (Letulle) chez lesquels l'appendice montre, à l'autopsie, une lésion macroscopique contrôlée par l'examen microscopique. Il est probable que, chez tous ces individus, les douleurs n'ont pas été bien accusées, et qu'ils se sont bornés probablement à ces petites crises qui passent souvent sous la dénomination d'indigestion. S'il fallait enlever tous ces appendices malades, songe-t-on au nombre d'opérations qu'il faudrait faire dans une ville peuplée comme Paris ? Il nous faudrait enlever environ cinq cent mille appendices!!! Que nous voilà de la besogne sur la planche !

Mais revenons à notre sujet. J'ai dit qu'on pouvait guérir d'appendicite, j'en suis une preuve vivante. Je me souviens très bien qu'à l'âge de neuf ans, j'ai eu de terribles douleurs dans le ventre avec des vomissements, que j'ai gardé le lit plusieurs jours, que mon père médecin, inquiet de mon état, a fait appeler des confrères en consultation ; qu'on avait désigné ma maladie sous le nom de « coliques sèches », et ce qui fixa mes souvenirs, ce furent les ventouses qu'on me posa sur le ventre et qui me firent même beaucoup de bien, je me le rappelle. Là se borna toute l'intervention, et depuis je n'ai jamais souffert du côté droit de mon abdomen.

J'ai, du reste, dans ma clientèle, quatre malades entre autres que je rencontre constamment, et qui sont ou guéris ou tellement améliorés depuis cinq et six ans, qu'il n'est plus depuis longtemps question d'opération pour eux. Deux de ceux-ci ont présenté une crise de tous points semblable à celle que j'ai décrite plus haut, et un seul a vu une petite douleur sans importance revenir une fois du côté droit ; un autre a eu plusieurs attaques qui, à l'heure actuelle, sont tellement éphémères qu'il n'en parle même plus ; et quant au dernier, qui a aujourd'hui douze ans, il a eu au moins une dizaine de crises ; j'allais même l'opérer quand la famille me demanda de le soumettre à M. Metschnikoff. Je consentis volontiers ; on trouva des œufs d'ascarides dans ses selles et on lui fit un premier traitement approprié qui ne réussit pas ; mais, après un second traitement analogue, il ne souffrit plus du ventre, et une année après il suivait le régime alimentaire de tout le monde.

C'est que j'estime qu'on peut médicalement beaucoup pour ces malades, et qu'avant de recourir à l'intervention chirurgicale, il faut les avoir mis à une hygiène spéciale, consistant en une alimentation destinée à améliorer l'état de leur intestin, très souvent en mauvais état, et à une série de purgatifs plus ou moins espacés. Enfin, s'il y a lieu, je les dirige sur les eaux de Plombières ou de Châtel-Guyon.

Si ce traitement ne réussit pas; s'il y a une nouvelle crise appendiculaire, plus sérieuse que la première; si surtout ce n'est pas un enfant, mais un adulte, je conseille l'intervention, mais dans ces cas seulement; car, il ne faut pas avoir peur de l'avouer, une opération, comme dirait M. de la Palisse, est toujours une opération : je m'explique. On a dit qu'à froid l'appendicectomie était absolument sans aucune gravité, qu'on cueillait en quelques minutes l'appendice comme on cueille une cerise; c'est parfait dans la plupart des cas ! Mais il y a toujours, si minimes qu'ils soient, les dangers du chloroforme; il y a aussi à redouter une faute d'asepsie possible, une complication postopératoire, que sais-je ! Et il en est tout de même mort pas mal de ces malades opérés à froid !

Il ne faut donc se décider à l'intervention que lorsqu'on sera bien convaincu que le malade, de par le fait même de son appendicite, court des chances de mort plus grandes que ne peuvent l'être celles de l'opération.

Voilà le problème à résoudre, il n'est pas facile, et c'est pour cela que nous voyons les cliniciens avoir des opinions si différentes; d'autant que cette question se complique de ce fait qu'elle est médico-chirurgicale. Les chirurgiens sont nettement opérateurs, cela se comprend; mais si nous prenons l'avis des médecins, nous y trouvons aussi des avis bien opposés. Tel, avec Dieulafoy, pense qu'il faut opérer toujours et dans tous les cas; tel autre, avec Albert Robin, dit qu'il n'a presque jamais besoin d'avoir recours au chirurgien. Je discuterai l'opinion de M. Dieulafoy, dans un prochain article à propos du *moment* de l'opération à froid ou à chaud ; car il a pris pied dans le débat ; pour le moment, je vais examiner la thérapeutique de M. Albert Robin.

M. Albert Robin, qui voit une grande quantité d'appendicites, n'a, comme je viens de le dire, jamais plus recours au bistouri de ses collègues de chirurgie, parce que sur quelques malades qu'il a fait opérer, le nombre des morts a été considérable, tandis que, par son traitement médical, il n'a jamais eu aucun décès à déplorer, et il purge ses malades ! Ce fait est tellement important qu'il demande réflexion, et nous attendons avec intérêt les chiffres imposants qu'il possède déjà.

Pour ma part, je n'ai jamais osé purger des malades en état de péritonite, parce que jusqu'ici j'ai toujours eu de bons effets du traitement qui, dans l'inflammation de cette séreuse, met l'intestin au repos. Je donne des purgatifs quand le retentissement péritonéal a cessé, et de cela je me trouve bien ; je ne suis donc pas en mesure de discuter cette thérapeutique nouvelle et particulière, puisque je n'en ai pas la moindre expérience ; mais le traitement auquel je fais allusion n'a qu'un but : celui de faire cesser la crise. Pour arriver à ce résultat, je me considère comme bien armé sans avoir recours à la purgation immédiate. Nous arrivons donc, M. Albert Robin et moi, au même but par des voies qui ne sont pas les mêmes, mais qui conduisent au même résultat.

Reste la question de la guérison. Celle-ci peut-elle être obtenue par la seule thérapeutique médicale ? Car ce n'est pas tout de faire cesser une attaque d'appendicite ; il faut de plus que le patient soit désormais à l'abri d'une rechute, ne soit pas exposé, à la campagne, par exemple, loin de tous secours chirurgicaux, à une infection péritonéale menaçant sa vie à brève échéance. Le professeur Robin a des idées personnelles sur la genèse de l'appendicite : pour lui, la plupart des appendicites sont dues à un mauvais état de l'intestin, à de l'entéro-côlite, et je partage absolument sur ce point son opinion. Pour faire cesser cette entéro-côlite, admettant qu'elle est causée par une dyspepsie gastrique hypersthénique, il combat cette dyspepsie non seulement par un régime alimentaire sévère, mais encore par une thérapeutique médicale qui a pour but de faire cesser le mauvais fonctionnement de l'estomac. De plus, il prescrit de grandes irrigations intestinales avec de l'eau bouillie aromatisée de teinture de sauge, pour atteindre directement le gros intestin et le modifier favorablement.

Comme on le voit, c'est là une thérapeutique toute rationnelle et dont nous n'aurions qu'à bénir les effets, si elle pouvait s'adresser à tous les malades. Pour ma part, dans les cas d'appendicite analogues à celui que j'ai cité au commencement de cet article, je suis tout disposé à l'employer, et je l'ai déjà fait ; mais beaucoup de chirurgiens lui répondront : il se peut que ce traitement réussisse à masquer la rechute appendiculaire pendant un ou deux ans ; mais même sans aucun traitement, on voit des malades qui ne récidivent qu'après ce laps de temps. Nous ne serons donc fixé que lorsque M. Albert Robin nous apportera des guérisons datant de trois ans au moins chez des individus ayant été gravement atteints et en nombre suffisant pour établir une statistique d'importance. Pour ma part, je serai heureux si ce modeste exposé détermine la publication de la statistique appendiculaire de M. Albert Robin, qui possède déjà, je le sais, des chiffres imposants.

Reste la question de l'attaque d'appendicite grave. Là, pour ma part, et quant à présent, je pense qu'il faut opérer, et cela pour deux raisons : d'abord parce que j'ai vu des morts rapides et troublantes sur des malades qu'on croyait guéris, et parce que, même la crise passée, elle laisse à sa suite des adhérences qui gênent les organes abdominaux et leur bon fonctionnement, qui sont la cause des douleurs pas toujours très intenses, mais tenaces, et qui retentissent sur le bon état de l'organisme. A quel moment faut-il opérer ? C'est un second et intéressant problème que j'étudierai dans une prochaine leçon.

CHAPITRE III

Il y a appendicite. — A quel moment faut-il opérer?

Peu de questions ont plus passionné les chirurgiens que celle du moment où il convient d'opérer l'appendicite. Dernièrement encore, la Société de chirurgie a, pendant plusieurs mois, discuté cet intéressant problème, et, malgré les nombreux discours prononcés, il reste encore deux camps bien tranchés : ceux qui opèrent toujours d'urgence à chaud; et ceux, plus nombreux, il faut le dire, qui n'interviennent qu'à froid.

Pour ma part, je me suis élevé de toutes mes forces contre cette fameuse formule de M. Dieulafoy : « attendre pour opérer que l'appendicite soit refroidie, c'est exposer le malade à la mort, » et cela pour les raisons que je vais exposer tout à l'heure; mais auparavant, il est bien nécessaire de poser le problème.

Il est, en effet, des appendicites très graves en face desquelles tous les chirurgiens sont du même avis : il faut opérer et le plus vite possible. Il y en a d'autres bénignes, que certains n'opèrent pas du tout et qui, pour tous, sont déjà refroidis ou à peu près quand ils voient le malade, et qui nécessairement sont de ce fait opérés à froid par tout le monde; et enfin les cas qu'on peut appeler moyens, ceux-là même qui font l'objet du litige, que les outranciers veulent opérer de suite et que les temporisateurs préfèrent opérer à froid.

Je suis avec le plus grand nombre de mes collègues partisan de l'opération à froid, et cela pour les raisons que voici :

1° Parce que l'opération après refroidissement est moins dangereuse que l'opération à chaud;

2° Parce que l'opération à froid n'expose pas aux erreurs de diagnostic;

3° Parce que l'opération à froid donne moins d'éventration que l'opération à chaud.

J'ai dit que l'*opération après refroidissement était moins dangereuse que l'opération en pleine température,* c'est-à-dire en pleine virulence; je m'explique : les outranciers, les radicaux posent ceci en principe, que quand ils ont opéré une appendicite, si le malade meurt, c'est qu'il ne pouvait pas guérir. Moi, j'estime qu'il ne serait peut-être pas mort si on avait laissé refroidir l'appendicite; mais comme on ne pourra jamais faire la preuve, attendu qu'on ne peut savoir ce que serait devenu un malade opéré s'il ne l'avait pas été, et qu'on ne peut pas dire qu'un malade aurait été certainement sauvé si on l'avait opéré sans le laisser refroidir, nous resterons toujours sur nos positions.

On a parlé de statistique. Eh bien! si on se fie aux

chiffres, je n'ai besoin que de rappeler ceux apportés par Jalaguier, qui n'a eu que 7 morts sur 241 cas aigus soumis au refroidissement, soit 3 p. 100 ; tandis que Poirier, représentant de l'opération d'urgence', accuse 8 p. 100 de morts dans la clientèle hospitalière et 30 p. 100 dans la clientèle de la ville ; ces chiffres, dans leur simplicité, sont assez écrasants pour que je n'aie pas besoin d'insister.

Prenons maintenant l'*erreur de diagnostic,* elle est malheureusement fort commune. Chacun de nous en a de nombreux exemples. Un des premiers qui me frappa est celui d'une jeune femme couchée dans un des services de médecine de Beaujon, auprès de laquelle je fus appelé, qui présentait une température de 40°, des vomissements depuis quarante-huit heures, du ballonnement du ventre qui était particulièrement douloureux à droite. Le diagnostic d'appendicite avait été porté ; mais, pour ma part, j'hésitais à cause du facies et du peu de défense abdominale. Je la fis transporter dans le service de mon maître, le professeur Berger, dont j'étais alors l'assistant ; je la gardai deux jours en observation ; mais devant la gravité de son état (elle vomissait nuit et jour et le thermomètre montait toujours à 40°), je me décidai à pratiquer la laparotomie. Je trouvai un appendice absolument normal, mais par contre un cæcum rouge enflammé, avec de gros ganglions dans le méso, et je portai, au grand étonnement de mon collègue de médecine, le diagnostic de fièvre typhoïde qui fut confirmée par le séro-diagnostic et par les suites ultérieures de la maladie qui fut très grave ; mais je ne perdis heureusement pas cette pauvre femme.

Il n'y a pas encore bien longtemps, j'étais appelé par un de nos collègues des hôpitaux auprès d'un jeune homme de vingt ans, qui avait présenté, une dizaine de jours auparavant, tous les caractères d'une crise sérieuse d'appendicite aiguë. Il faisait, quand je l'examinai, une nouvelle poussée de température de 39°, et on me demandait s'il y avait lieu d'opérer. Après examen, je conclus à une non-intervention, car j'avais des hésitations sur le diagnostic. Je demandai à revoir le malade et, après une nouvelle visite, j'exprimai l'idée qu'il faisait une fièvre typhoïde, qui, du reste, accusa ses symptômes manifestes les jours suivants.

Tout dernièrement encore on me demandait auprès d'une jeune mariée souffrante depuis quelques jours, et qui, la veille, avait été prise de douleurs aiguës dans la fosse iliaque droite, s'irradiant du côté de la cuisse. Il y avait eu plusieurs vomissements; la température était de 40°, le pouls battait 110 environ; on croyait à quelque chose de génital. Après examen, je conclus à l'existence possible d'une appendicite qui, vu l'état général de la malade, me paraissait pouvoir refroidir. J'instituai le traitement ordinaire, et le lendemain je constatai que la température était tombée à 38°, que les douleurs avaient cessé, que le mieux était réel. L'après-midi on vint me chercher, le thermomètre était à 40°; la malade se trouvait beaucoup plus souffrante. J'examinai le ventre, qui du reste présentait peu de défense, et il me sembla découvrir des taches rosées lenticulaires; le facies était, du reste, particulier; il y avait un peu de stupeur. Je rectifiai mon diagnostic en posant celui de fièvre typhoïde; mais, devant les signes anormaux qui se présentaient à moi et l'élévation de la température, je demandai une consultation. Un de mes collègues, connu de la famille, vint examiner la malade, fut de mon avis et elle fut confiée à un médecin.

Voilà donc des malades atteints de fièvre typhoïde et chez lesquels le diagnostic d'appendicite a pu être porté non sans raison. Je sais bien que, depuis quelques années, les associations microbiennes paraissent avoir influencé les modalités cliniques, avoir changé les symptômes classiques. La fièvre typhoïde, notamment, présente depuis quelque temps des formes anormales ; c'est pour cela qu'il faut y regarder à deux fois et ne pas se précipiter sur son bistouri, s'il n'y a pas péril en la demeure.

Il n'y a pas que la fièvre typhoïde qui prête à confusion : la pneumonie, qui le croirait! a été prise pour une attaque d'appendicite. On faisait entrer, il n'y a pas longtemps, dans mon service un jeune homme amené avec les plus grandes précautions, porteur d'une lettre d'un médecin qui me l'adressait pour une opération urgente. La température dépassait 39° ; il y avait une douleur bien nette dans la fosse iliaque droite : le malade était anxieux, mais sa respiration me frappa. Je l'auscultai et je découvris le plus beau souffle de pneumonie qu'on pût entendre, dans toute l'étendue du poumon.

Le rein flottant lui-même peut donner lieu à des manifestations aiguës, surtout chez les névropathes, et simuler une attaque appendiculaire ; en voici un curieux exemple.

Une jeune fille de dix-sept ans entra à l'hôpital Lariboisière, dans le service de mon maître M. Perier, que j'avais l'honneur de suppléer. Elle avait été prise subitement, à son lever, de douleurs dans le ventre, surtout accusées dans le flanc droit et s'exagérant quand elle remuait le membre inférieur du même côté. La malade avait eu une garde-robe le matin, et commença presque immédiatement à vomir. Trois jours durant, les vomissements continuèrent avec absence de garde-robes et même d'émission de gaz. Le cinquième jour, un médecin fut appelé ; il prescrivit un cataplasme et de l'huile de ricin, qui n'amena aucun résultat, et le soir, à cinq heures, la malade entrait salle Denonvilliers. Le facies était vultueux, le pouls à 80. Le ventre était ballonné et douloureux à la pression. A gauche, on ne percevait rien d'anormal ; mais, dans le flanc droit et dans la fosse iliaque du même côté, on sentait une masse douloureuse à la pression, difficile à délimiter. Il semblait que cette tuméfaction se prolongeait un peu en arrière dans la région lombaire. Pas de ballottement rénal. La tuméfaction s'arrêtait à trois travers de doigt au-dessus de l'arcade de Fallope ; malgré cela, on pensa à un abcès d'origine appendiculaire haut situé et se dirigeant du côté de la fosse lombaire. L'absence de fièvre frappa le chirurgien de garde qui, néanmoins, se décida à opérer. La laparotomie, sur le bord externe du muscle droit, montra une cavité abdominale absolument normale ; mais la main introduite dans le ventre fit constater la présence d'une tumeur dure, lisse, présentant la forme d'un rein hypertrophié ; et comme en aucun

point on ne trouva de fluctuation, on referma le ventre.
Les suites furent heureusement des plus simples. La
malade, interrogée par moi dans la suite, me dit n'avoir
jamais remarqué aucune modification de ses urines
ni comme qualité, ni comme quantité, et l'analyse de
celles-ci démontra qu'elles étaient normales. Ajoutons
qu'à la sortie de la malade guérie et ne souffrant plus,
la palpation faisait difficilement sentir dans le flanc
droit la tuméfaction qui paraissait si nette à son
entrée.

Chez tous ces malades, comme on le voit, le diagnostic était délicat à poser, et je sais bien que les
opérateurs outranciers vont me répondre qu'ils ont
toujours dit que l'opération ne devait être proposée
qu'après diagnostic fait. Oui; mais comme on voit
rarement les malades moins de vingt-quatre heures
après le début de la crise, comme il faut dans certains
cas plus de vingt-quatre heures pour établir le diagnostic, que devient alors le terme des fameuses
quarante-huit heures après lesquelles l'opération
devient dangereuse? Si les outranciers sont obligés
d'attendre plusieurs jours, n'ayant pas de diagnostic
ferme, de radicaux qu'ils étaient, ils deviennent de
pauvres opportunistes, de misérables refroidisseurs,
de malheureux temporisateurs, et justement dans les
cas les plus dangereux, ceux où la maladie n'a pas
d'allures franches, où elle présente une marche insidieuse.

J'ai dit que la troisième raison plaidant en faveur
de l'opération à froid était l'*éventration postopératoire*. Il est bien certain qu'avec l'intervention à chaud,

elle doit être à peu près la règle, surtout quand on est obligé, et c'est de bonne pratique, de placer de très gros drains dans la plaie. Cette éventration ne se montre pas toujours pendant le séjour à l'hôpital, mais apparaît quelques mois plus tard, dès que le malade reprend sa vie active. Elle nécessite par la suite une intervention nouvelle; nous avons tous eu à en pratiquer sur des patients qui avaient été opérés à chaud; il faut donc que le malade se couche sur la table d'opération une seconde fois, et cette fois-là vaut bien qu'on la compte.

Cette nécessité n'existe pas dans l'opération à froid, et c'est cette raison jointe à celles exposées déjà qui fait qu'elle doit être préférée. Le point délicat est de savoir quels sont les cas où il faut opérer de suite et ceux pour lesquels on peut attendre. Tous les chirurgiens ont cherché une indication dans les symptômes : dans la dissociation du pouls et de la température, dans l'acuité et la continuité des douleurs. dans le facies du malade. Certes, tous ces signes ont une grande importance; mais il est impossible de décrire soit par des mots, soit par des paroles, ce je ne sais quoi qui décide un chirurgien à s'abstenir ou à intervenir. C'est qu'à côté du malade il y a le chirurgien avec son tempérament qui fait que plusieurs collègues, en face du même cas d'appendicite, ne seraient peut-être pas du même avis; pour ma part, dans ces cas délicats et sérieux, mais dans ces cas seulement, je penche du côté de l'intervention. Si j'ai des doutes, j'interviens, préférant opérer trop tôt que d'opérer trop tard; mais, je le répète, ces cas sont la grande exception, et on ne peut leur appliquer la même formule qu'aux cas bénins.

Du reste, appliquer la même règle à toutes les appendicites me paraît une pratique antichirurgicale. A côté de la maladie, il y a le malade; il y a même plus, il y a la constitution médicale du moment qui crée une virulence plus ou moins grande suivant les temps, et qui fait que ce qui est vrai aujourd'hui, comme décision opératoire, peut fort bien n'être pas vrai demain.

Les questions de chirurgie ne sont pas immuables; elles ne se traitent pas comme des problèmes d'algèbre. On n'édicte pas *une formule opératoire* comme on fait une formule pharmaceutique. A côté des symptômes, il y a leur interprétation, et c'est cette interprétation toujours si délicate qui fait la difficulté, mais aussi la grande beauté de notre art.

CHAPITRE IV

**Il y a de la douleur dans la fosse iliaque droite. —
C'est une femme. — Est-ce une appendicite?
est-ce une salpingite? Quelle conduite faut-il tenir?**

Le diagnostic de l'appendicite, si délicat, si difficile
parfois, devient, dans certaines circonstances, particulièrement embarrassant, quand il peut être confondu
avec une autre affection présentant les mêmes symptômes et ne réclamant pas la même thérapeutique
chirurgicale.

Si on se trouve en présence, en effet, d'une femme
ayant de la douleur dans la fosse iliaque droite, des
vomissements, de la fièvre, on peut se demander si
on a affaire à une appendicite ou à une salpingite. Le
problème est important à résoudre, car quand l'attaque est grave dans l'inflammation des annexes, l'intervention d'urgence se pose très rarement, et on peut
être taxé d'ignorance, avec les opinions qui courent
dans le moment, s'il s'agit d'appendicite et qu'on n'ait
pas proposé l'opération.

Pour mieux fixer les idées, je vais retracer brièvement une observation dans laquelle le diagnostic fut difficile.

Je fus appelé, le matin, d'urgence auprès d'une jeune femme qui, après un souper un peu copieux, avait été prise brusquement la nuit de douleurs atroces dans le côté droit du ventre. Les vomissements s'étaient montrés immédiatement, et la fièvre n'avait pas tardé à apparaître : quand je vis la malade dix heures après le début des accidents, elle était dans un état de grande anxiété et souffrait énormément de la fosse iliaque droite; la pression était particulièrement douloureuse dans toute cette région; il existait un peu de défense de la paroi. Le toucher vaginal était très mal supporté et donnait fort peu de renseignements, car la palpation bimanuelle était presque impossible, à cause de la douleur provoquée par la pression de la main appliquée sur le côté droit du ventre; mais je crus reconnaître un point un peu sensible dans le cul-de-sac droit, qui n'était nullement saillant. Le toucher rectal essayé fut si mal supporté, que je fus forcé de me contenter des notions que je viens d'indiquer. Je fis appliquer de la glace sur le ventre et commandai la diète et le repos absolu, sans voir les symptômes beaucoup s'amender. Cependant le troisième jour, mais le troisième jour seulement, la température tomba un peu; le ventre devint moins sensible, et le toucher vaginal me montra un cul-de-sac postérieur qui commençait à bomber.

Le diagnostic était fait, et le reste de l'observation n'a pour le moment que peu d'intérêt; toutefois j'ajouterai que la famille connaissait un interne des hôpitaux qui parla d'hystérectomie, après qu'on eut auparavant émis l'idée d'une incision abdominale en vue d'une appendicite. Bref, je ne fis rien du tout qu'appeler en consultation, pour me couvrir, un de mes maîtres. Il fut de mon avis, nous nous abstînmes de toute intervention et la malade guérit. J'ai l'occasion de la revoir de temps en temps, et depuis sept ans elle se porte à merveille.

Dans cette observation, on devait tout d'abord penser à l'appendicite. Début brusque après un repas copieux, soudaineté d'accidents graves, douleur dans la fosse iliaque droite, vomissements fréquents, température dépassant 39° : tous ces signes cadraient parfaitement avec une inflammation très aiguë de l'appendice, mais ils pouvaient aussi se rapporter à une crise de salpingite, quoique cette maladie ait, dans la majorité des cas, un début moins dramatique.

Quels sont donc les caractères qui peuvent permettre au clinicien de distinguer ces deux affections l'une de l'autre ?

Tout d'abord le toucher vaginal. Si celui-ci montre le cul-de-sac droit saillant, douloureux, l'utérus un peu immobilisé, il n'y a pas de doute, il faut faire le diagnostic de salpingite; mais dans certains cas, comme celui que je viens de citer, les notions que donne ce mode d'investigation peuvent être des plus vagues; on peut de plus examiner une vierge qu'il faut éviter de déflorer, et on peut avoir des hésitations.

Le toucher rectal doit, me dira-t-on, être employé;

d'accord; mais les renseignements qu'il donne ne sont pas très certains, et de plus, dans l'appendicite, le doigt introduit dans le rectum peut, dans certains cas, déterminer de la douleur du côté droit et même faire sentir une masse indurée périrectale.

Voilà donc toute une source d'investigation, et la plus certaine, qui peut manquer; il faut alors se faire un jugement d'après l'interprétation des symptômes communs aux deux maladies, symptômes qui n'ont pas tout à fait la même allure.

Examinons d'abord la douleur à la pression : *dans l'appendicite*, elle siège plus volontiers sur la ligne dite de Mac Burney; *dans la salpingite,* elle est moins localisée, n'a pas autant d'intensité au niveau de cette ligne qu'un peu plus bas, du côté de l'arcade de Fallope ou du pubis. De plus, *dans la salpingite,* la douleur, quoique moins intense, peut se rencontrer dans la fosse iliaque gauche, sur la ligne médiane, et même parfois tout l'abdomen peut être un peu douloureux. Ces notions sont importantes à acquérir; mais il ne faut pas omettre de signaler que, dans certaines appendicites, on a constaté de la douleur dans tout l'abdomen et souvent pour ma part, ainsi qu'on l'a remarqué, j'ai trouvé, en même temps que de la douleur à droite, un point douloureux bien net à la pression sous le rebord des fausses côtes gauches, sans que cette concordance ait jamais été expliquée.

La contracture des muscles de l'abdomen est un des signes les plus importants et peut-être un de ceux qui trompent le moins souvent. *Dans l'appendicite,* la défense abdominale est réelle à droite. Les doigts

rencontrent devant eux une barrière difficile à franchir ;
on a ce qu'on a appelé pour cette raison le *ventre de*

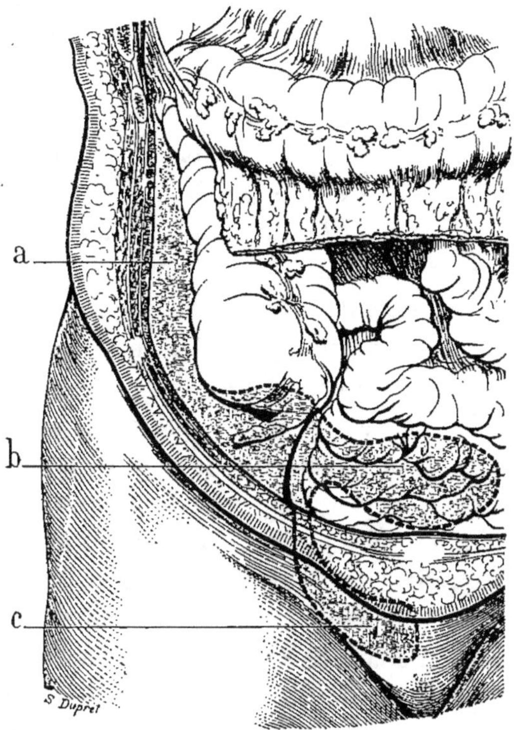

Fig. 1. — Situation des prolongements des abcès périappendiculaires
les plus communément observés.

a — Prolongement sous-hépatique.
b — Prolongement derrière la paroi abdominale antérieure
    au-dessus du pubis.
c — Prolongement dans le petit bassin.

bois. Cette contracture n'existe pour ainsi dire pas du
côté gauche, ou, s'il y a un peu de raideur des muscles,
elle n'est pas comparable à celle du côté opposé.

Dans la salpingite, il y a bien aussi tension de la paroi abdominale; mais, au toucher, elle ne donne pas la même impression. En insistant un peu, on peut aisément déprimer cette paroi; cela fait bien souffrir la malade, mais n'est pas intolérable comme dans l'inflammation appendiculaire. De plus, du côté gauche, la défense abdominale est à peu de chose près la même, ce qui est facile à constater.

J'ai un peu insisté sur cette notion de la contracture des muscles de l'abdomen; car je l'ai trouvée rarement en défaut, et, dans presque tous les cas où j'ai pu avoir des doutes, quand la suite des événements m'a fait poser un diagnostic autre que celui d'appendicite, je me suis souvenu que la défense, tout en pouvant exister, n'était pas ce qu'elle a l'habitude d'être dans les crises appendiculaires.

La température n'a pas la même marche, d'ordinaire : tandis que *dans l'appendicite* elle est dès le début plus élevée, dépasse facilement 39°, *dans la salpingite* elle arrive rarement à cette hauteur, mais se meut autour de 38°, sans avoir de ces poussées brusques qu'on remarque dans la crise aiguë appendiculaire. On peut même dire que c'est la règle, à laquelle il y a, bien entendu, des exceptions; car il faut savoir qu'il y a des appendicites graves avec abcès, ne présentant quelquefois pas de température au moment où on les examine; de même que la pelvipéritonite annexielle peut une fois par hasard débuter par une température de 39° à 40°. Mais, d'une façon générale, le thermomètre s'élève moins haut dans la salpingite que dans l'appendicite.

Le facies de la malade n'est pas non plus le même : il est plus altéré dans la *crise appendiculaire,* les traits sont plus tirés ; on sent, en regardant la physionomie de la patiente, qu'on est devant un retentissement péritonéal plus grave, que l'état apparaît plus immédiatement sérieux que dans la *salpingite.*

Enfin, les commémoratifs sont susceptibles de donner des renseignements intéressants, et il faudra se livrer à un interrogatoire sérieux. *Dans l'appendicite,* on retrouve parfois dans le passé de la malade le souvenir d'une première attaque intestinale semblable à celle qui la fait souffrir actuellement ; les symptômes ont été moins accentués peut-être, mais ont bien présenté les mêmes caractères. *Dans la salpingite,* on reconnaîtra une infection utérine primitive avec le tableau du syndrome utérin bien connu sur lequel je n'ai pas besoin de revenir. On interrogera donc la malade sur les douleurs de rein qu'elle a pu présenter, sur les phénomènes nerveux qui n'ont certes pas passé inaperçus, et principalement sur la modalité des règles et des écoulements vaginaux. C'est bien rare si alors la patiente ne se plaint pas de pertes rouges abondantes au moment de ses époques et revenant quelquefois au milieu du mois, ou bien encore d'écoulements vaginaux plus ou moins teintés en jaune, tachant la chemise et dénotant une métrite qui, quelquefois, a déjà retenti sur les annexes ou qui les infecte pour la première fois.

Il est bien entendu que toutes ces considérations n'ont rien d'absolu ; mais elles peuvent mettre sur la voie, et si la situation n'est pas grave, l'observation continuée de la malade viendra petit à petit confirmer le diagnostic. Il est pourtant des cas qui, forcément, mettent le clinicien dans l'embarras, et pour lesquels un diagnostic ferme n'est pas possible. En voici un exemple : Une cuisinière d'une trentaine d'années, ayant eu neuf enfants, entre dans mon service. Quelques mois auparavant, elle avait fait une chute dans un escalier et disait souffrir du ventre depuis cette époque, mais surtout pendant ses règles. A son entrée à l'hôpital, elle se plaignait de vives douleurs abdominales et avait une température de 39°4. Il y avait eu quelques vomissements. Le ventre était douloureux dans toute la région hypogastrique, mais on ne sentait rien de particulier dans la fosse iliaque droite. Le premier toucher vaginal ne donna que des renseignements très vagues. Le thermomètre marqua 39°8, le troisième jour; puis la température tomba et oscilla entre 37° et 38°.

L'examen au spéculum dénota une vaginite assez marquée, et comme le toucher vaginal répété faisait sentir une petite saillie dans les deux culs-de-sac vaginaux, je me décidai à opérer, ayant bien songé à l'appendicite, mais croyant plutôt à une annexite.

Je pratiquai une laparotomie médiane sous-ombilicale et je trouvai les annexes droites prolabées dans le Douglas, kystiques et suffisamment infectées pour me déterminer à la castration de ce côté. Les annexes gauches furent respectées, et l'appendice, suivant mon habitude dans toutes les laparotomies, fut exploré.

Il était non seulement très long (plus de 10 centimètres), mais augmenté de volume, hypérémié. Je l'extirpai et M. Letulle, qui l'examina, se prononça en faveur d'une appendicite pathologique.

Voilà donc une malade qui avait en même temps une salpingite droite et une appendicite, et ces cas sont assez fréquents. Il arrive, en effet, ou que ces deux affections coïncident, ou quelquefois même que la pelvipéritonite annexielle détermine des adhérences qui atteignent l'appendice, l'enflamment de dehors en dedans, y déterminent des coudures, produisent en un mot ce qu'on pourrait appeler l'*appendicite externe*. J'ai constaté ces lésions dans nombre de mes laparotomies, et je pourrais multiplier leurs exemples.

Toutes ces remarques prouvent qu'il faut être d'une grande prudence dans la conduite à tenir. Je sais bien qu'on va me répondre que, dans un cas comme dans l'autre, il n'y a qu'à ouvrir le ventre pour voir ce qui en est. D'accord; mais va-t-on opérer d'urgence, en pleine crise, en pleine virulence, avec tous les inconvénients que ces interventions hâtives comportent et que j'ai énumérées dans une précédente leçon? Va-t-on ouvrir sur la ligne médiane ou sur le bord externe du droit? Petites questions, me dira-t-on, mais qui ont cependant leur importance. Ou va-t-on attendre que l'observation et la surveillance de la malade confirment votre diagnostic? C'est cette dernière conduite qui est la plus sage, celle qu'il faut adopter, sous la réserve bien entendu d'être prêt à agir à la moindre aggravation, qui mettra les jours de la malade en danger.

CHAPITRE V

Il existe une douleur continue dans la fosse iliaque gauche,
correspondant à une tuméfaction
du cul-de-sac vaginal du même côté. — On fait le
diagnostic de salpingite. — On opère. —
C'est une appendicite gauche avec salpingite.

Il est des cas, évidemment très rares, mais qui n'en existent pas moins, où le diagnostic est non seulement très difficile, mais encore absolument impossible à faire. Il n'en résulte du reste aucun préjudice pour le malade, car si le clinicien ne peut se rendre un compte exact de la nature et de l'étendue des lésions, il peut toujours poser l'indication opératoire basée sur l'état général du malade et sur les symptômes locaux reconnus de toute évidence.

C'est ainsi que je me suis trouvé devant une femme que je croyais attteinte de salpingite gauche, et qui, une fois laparotomisée, m'a laissé voir une appendicite avec abcès, situé dans la fosse iliaque gauche et en connexion avec la trompe malade.

C'est là une observation intéressante et qui mérite, je pense, la peine d'être enregistrée.

Mme X..., mercière, âgée seulement de vingt ans, entre dans mon service de l'hôpital Saint-Louis, salle Denonvilliers, le 22 mai 1906. Elle se plaint de douleurs continues dans le côté gauche du bas-ventre. Elle est encore jeune, mais présente un passé génital déjà vieux. A quinze ans et demi en effet, elle mettait au monde un petit être qui mourut de méningite à vingt-deux mois; à dix-huit ans, elle faisait une fausse couche de six mois, compliquée d'un abcès du sein, mais sans aucun signe d'infection de l'utérus; et à vingt ans, elle entre à l'hôpital avec une salpingite du côté gauche.

Pourtant, et j'attire l'attention sur ce fait, elle n'a présenté depuis sa fausse couche ni écoulement vaginal, ni métrorrhagie; elle a toujours été réglée régulièrement; mais de temps en temps elle ressent des douleurs à gauche, douleurs assez vives pour la forcer à garder le lit, se montrant surtout à la suite de fatigues, et qui n'ont toutefois jamais provoqué de vomissements.

Vers la fin d'avril 1906, son état s'aggrave; elle est prise soudain d'une douleur très vive dans la fosse iliaque gauche avec fièvre et vomissements verdâtres. La période aiguë ne tarde pas à se calmer; mais elle continue à souffrir toujours à gauche, jamais du côté droit. Elle a des vomissements fréquents dans lesquels elle reconnaît un jour la présence d'un lombric.

Elle s'amaigrit, s'inquiète et se décide à venir se faire soigner à Saint-Louis.

Au moment de son entrée à l'hôpital, je trouve une femme pâle, émaciée, avec un pouls battant 90 pulsations à la minute et une température à 37°6. Je l'examine et je constate au palper de la fosse iliaque gauche une tuméfaction assez dure et très douloureuse, mais sans contracture évidente du muscle grand droit. La palpation est absolument négative du côté du cæcum. Par le toucher bimanuel, je sens un utérus immobilisé portant à son côté, dans le cul-de-sac gauche, une masse du volume d'une petite mandarine, peu mobile et assez douloureuse; tandis que dans le cul-de-sac droit je reconnais la trompe sensible et faisant une légère saillie.

Je pose le diagnostic de salpingite double avec prédominance à gauche, et je prescris la diète lactée avec application de glace sur l'abdomen. Les vomissements continuent, mais les douleurs s'amendent. La malade tousse un peu, j'examine ses poumons, et je trouve une respiration peut-être un peu voilée, mais sans lésions bien nettes. Comme antécédents héréditaires, elle peut nous apprendre seulement que son père est mort d'un cancer de l'estomac. Les urines ont été examinées et ne présentent rien d'anormal.

Tout allait bien, les lésions se refroidissaient à souhait, quand le thermomètre se mit à monter de nouveau et à atteindre le soir 38°6, puis 39°,2 et même 40°,2, et cela sans aucun vomissement et même sans réapparition des douleurs. Cet état dura jusqu'au 24 juin, et à partir de cette date le thermomètre commença à descendre graduellement. On put alors alimenter la malade, qui jusque-là avait été soumise à la diète lactée, et le 24 juillet, jugeant l'état suffisamment amélioré, la patiente susceptible d'être opérée, je pratiquai la laparotomie.

L'incision médiane sous-ombilicale me permit, le ventre ouvert, de découvrir des adhérences épiploïques que je libérai, et cela fait, quelle ne fut pas ma surprise de trouver un appendice tendu au travers de l'abdomen, fixé par son extrémité sur une masse formée par la trompe gauche et attenant à sa base au cæcum situé dans sa position normale! Cet appendice était enflammé, augmenté de volume, dur et épaissi. Avant de le libérer, je me rendis compte de l'état de la trompe que je trouvai très tuméfiée, tordue sur elle-même et adhérent à l'S iliaque.

Je sectionnai l'appendice à la base du cæcum, je libérai les annexes gauches et, après avoir coupé la trompe au thermocautère et le pédicule vasculaire au bistouri, j'enlevai la totalité de la tuméfaction. Je dus supprimer les annexes droites que je trouvai malades, et l'observation ne mentionne pas l'ablation de l'utérus que je laissai, contre mon habitude qui est de faire la castration totale quand les lésions sont bilatérales. L'abdomen fut suturé sur trois plans et drainé.

Les suites opératoires furent très simples. A noter seulement que la malade rendit encore un lombric dans ses vomissements postopératoires, et elle sortit de l'hôpital le 20 août en très bon état.

La pièce examinée était des plus curieuses. L'appendice adhérait à la trompe par l'intermédiaire d'une poche purulente qui établissait une communication large entre ces deux organes, de telle sorte qu'une sonde pouvait être facilement introduite de l'appendice dans la trompe et réciproquement.

Comme on le voit, le diagnostic posé était bien exact, puisqu'on constatait une salpingite; mais il y avait plus, on trouvait aussi une appendicite bien nette et ayant donné lieu à un abcès, puisqu'une perforation de cet appendice aboutissait à une poche purulente. Quelle était maintenant la genèse des lésions? était-ce l'appendicite qui avait provoqué la salpingite ou cette dernière qui avait déterminé l'inflammation du vermium? La question est presque insoluble; mais, d'après ce qu'on observe très souvent dans les inflammations des annexes, on pourrait penser que c'est la salpingite qui a déterminé les premiers accidents.

On rencontre en effet très souvent, accompagnant les salpingites droites, une appendicite débutant par la séreuse à laquelle on a donné le nom d'*appendicite externe,* et qui n'est autre qu'une propagation de l'infection annexielle à l'appendice vermiforme. La chose est parfaitement compréhensible à droite; mais dans le cas auquel je fais allusion, comment l'appendice était-il venu se fixer à gauche? pour expliquer la chose, il faut ne pas oublier que, chez ma malade, cet organe, petit d'habitude, était excessivement long, et si on se le figure très mobile, il n'est pas impossible de s'imaginer que son extrémité libre et flottante ait pu à un moment se fixer sur la trompe enflammée, y contracter des adhérences, s'y fixer et évoluer petit à petit vers la suppuration et la perforation. Car ici, je le répète, il n'y avait pas la moindre inversion d'organe; le cæcum était parfaitement à sa place dans la fosse iliaque droite, et l'appendice terriblement allongé était tendu comme une corde au travers de l'abdomen qu'il traversait en sautoir.

Je terminerai en disant qu'on peut, peut-être, expliquer les deux poussées fébriles que la malade a présentées : la première correspondant à la fixation de l'appendice aux annexes, s'étant montrée avant son entrée à l'hôpital, et la seconde ayant eu lieu sous nos yeux et coïncidant avec la formation de l'abcès et sa communication avec le vermium et la trompe.

CHAPITRE VI

**Il existe une tumeur dans la fosse iliaque droite. —
Elle s'est développée aux dépens du cæcum.
— Est-ce une appendicite, un cancer ou une tuberculose
iléo-cæcale ?**

Faire le diagnostic entre un cancer du cæcum, une tuberculose iléo-cæcale pseudonéoplasique et une appendicite tuberculeuse, est quelquefois chose difficile. Cela revient, en effet, à faire en quelque sorte l'étude des *tumeurs de la fosse iliaque* et à les différencier les unes des autres.

Il faut, en effet, commencer par élucider plusieurs points, et tout d'abord celui-ci : *La tumeur fait-elle partie de la paroi abdominale ?*

Si les mouvements imprimés à la tuméfaction à l'aide des deux mains sont faciles et peu limités, si on peut en quelque sorte séparer par le toucher la paroi intacte de la masse située au-dessous, il n'y aura pas de doute ; mais il existe des malades chez lesquels ces perceptions sont très vagues, et le seul signe qui ait de la valeur est le suivant : la contraction des muscles de l'abdomen fixe la tumeur située dans la paroi, elle laisse indifférente celle qui réside dans la cavité abdominale. On devra donc commander au malade de se redresser pour faire contracter les muscles de la paroi; et si pendant cette contraction la tumeur est fixée, c'est qu'elle fait partie de cette même paroi.

Voilà donc, dans le cas qui nous occupe, la tumeur reconnue comme faisant partie de la fosse iliaque; il faut élucider maintenant un second point.

La tumeur est-elle née aux dépens de la fosse iliaque elle-même, ou appartient-elle à un des viscères qui y sont contenus?

Des caractères généraux permettent quelquefois d'arriver facilement à résoudre ce problème. Les tumeurs nées aux dépens de la fosse iliaque même sont en général immobiles, se laissent à peine déplacer ou sont fixées dans le bassin. Leur consistance est dure, leur situation profonde; elles ne provoquent que très exceptionnellement une réaction péritonéale ou intestinale.

Les tumeurs de l'intestin, au contraire, sont mobiles; moins fixes, leur consistance est plus variable; leur situation est plus superficielle, elles sont plus faciles à percevoir; enfin, à un moment donné de leur évolution, elles ont donné ou donnent un retentissement péritonéal ou intestinal se manifestant soit par des vomissements, soit par des troubles de défécation.

Comme on le voit, ces signes tout en ayant une certaine importance peuvent, dans quelques cas, rester vagues, et c'est pour cela qu'il est nécessaire de connaître les tuméfactions qui peuvent se montrer dans la fosse iliaque, afin que leurs symptômes propres viennent apporter de la lumière dans le diagnostic. Nous allons donc les passer en revue.

Si la consistance de la tumeur est très dure, il faudra penser à une tumeur osseuse qui peut être : soit une exostose, soit un enchondrome, soit un ostéosarcome intrapelvien. L'exostose et l'enchondrome ne sont pour ainsi dire pas douloureux. Le premier a une forme assez régulière, tandis que le second présente des bosselures inégales ; ils siègent, en général, l'un comme l'autre soit à la partie postérieure de la fosse iliaque, soit principalement en avant, mais rarement à la région moyenne.

Ce sont, du reste, des tumeurs assez rares et moins communes que l'ostéosarcome, qui, lui, est douloureux spontanément et à la pression, qui se montre le plus souvent à la partie moyenne de la fosse iliaque, et qui a un développement beaucoup plus rapide. Il ne tarde pas du reste à devenir extrapelvien, à manifester sa présence sous les fessiers, ce qui assure le diagnostic.

Si la consistance de la tumeur est moins dure, on doit songer à une tuméfaction ganglionnaire, à une adénite. Celle-ci se reconnaîtra non seulement à sa consistance, mais encore à sa forme diffuse et lobulée. On devra, de plus, bien examiner l'état général du sujet et les départements lymphatiques qui se rendent aux ganglions iliaques. Si on trouve une tumeur du testicule du même côté, on fera le diagnostic de sarcome de cette glande avec adénopathie secondaire. Si le sujet est tuberculeux ou strumeux, on songera à une bacillose ganglionnaire : on l'auscultera donc et on l'interrogera dans ce sens ; on procédera enfin par élimination en mettant de côté les tumeurs osseuses et les tumeurs fluctuantes, et en se rappelant que, celles-ci écartées, ce sont les ganglions qui, dans cette région, ont le plus de chances d'être envahis.

Si la consistance de la tumeur est liquide, si on perçoit de la fluctuation, on devra immédiatement songer à l'abcès froid ossifluent et hâter ses investigations du côté de la colonne vertébrale, à cause d'un mal de Pott possible. Il faudra penser aussi à une adénite tuberculeuse suppurée ; mais ici, à côté de la fluctuation, on aura la perception d'une coque dure qui contient du pus, d'une tuméfaction multilobulée.

Si de plus la tumeur est animée de battements, il faudra faire le diagnostic d'anévrisme de l'artère iliaque qui, comme on le sait, envahit presque toujours en même temps l'artère fémorale, et auquel on donne le nom d'anévrisme inguinal. Cette tumeur se reconnaîtra à son expansion. Il faut savoir toutefois qu'elle pourra être confondue avec un ostéosarcome pulsatile qui, lui, se distingue de l'anévrisme par son siège plus iliaque, par les douleurs qui accompagnent son évolution et par la cachexie à laquelle cette tumeur donne lieu.

Tels sont les signes qui permettent de diagnostiquer une tumeur née aux dépens de la fosse iliaque, et par conséquent de l'éliminer pour conclure à la présence d'une affection développée sur un des organes qui y sont contenus.

Un rein prolabé peut s'y rencontrer, de même qu'un kyste de l'ovaire en évolution ; mais le palper bimanuel et le toucher vaginal devront toujours être pratiqués et feront facilement éliminer l'un et l'autre.

Reste l'intestin : S iliaque pour la fosse iliaque gauche, cæcum pour la fosse iliaque droite. Nous ne nous occuperons que de ce dernier, dont l'appendice augmente les difficultés du diagnostic, et nous n'aurons en vue que les affections chroniques ou ayant passé la période inflammatoire.

La première précaution à prendre est de purger le malade, si les choses ne dessinent pas tout de suite nettement. Il existe en effet des *tumeurs* dites *stercorales,* qui peuvent en imposer pour un néoplasme, et qu'avec un purgatif on voit s'évanouir ; leur consistance pâteuse, la possibilité de les déformer par la pression invitent à procéder à une évacuation efficace.

Ce point encore élucidé, le gros diagnostic est à faire entre un cancer du cæcum, une tuberculose iléocæcale, une appendicite tuberculeuse et une appendicite non tuberculeuse chez un bacillaire.

C'est ce problème qu'on a parfois à résoudre en clinique et devant lequel je me trouvais chez la malade dont voici l'observation résumée.

C'était une femme ayant dépassé la trentaine et qui entra dans mon service de Tenon le 16 mai 1905, souffrant du ventre depuis plus de six mois. En même temps que des douleurs continues dans l'abdomen, elle accusait une diarrhée presque continuelle et des garde-robes fréquemment noirâtres. Les digestions étaient toujours difficiles et s'accompagnaient parfois de vomissements.

L'amaigrissement et la diminution des forces avaient été rapides, et, malgré ces caractères d' « une malade de médecine », elle fut dirigée en chirurgie à cause d'une pesanteur dans la fosse iliaque droite s'accompagnant d'un point douloureux bien net à ce niveau.

Et en effet, en palpant cette région, on trouvait au niveau et un peu au-dessus de la ligne de Mac Burney une tuméfaction qui sautait aux doigts, du volume d'un œuf de poule, adhérente au niveau de la paroi de l'abdomen, mais paraissant mobile sur le plan profond.

La pression de cette tuméfaction provoquait des douleurs assez vives, et sa palpation dénotait une consistance assez dure et une forme irrégulière. On pouvait facilement percevoir ces caractères, car il n'existait aucune défense musculaire, et au dire de la malade il n'y avait pas eu à proprement parler de crise aiguë.

Le thermomètre marquait 37°4 et oscillait entre cette température et 37°6. L'auscultation ne permettait de reconnaître aucun signe de tuberculose.

Le diagnostic, qui sera plus longuement discuté dans la suite, était ou cancer ou tuberculose cæcale, et dans ces deux hypothèses l'intervention s'imposait.

Elle fut pratiquée le 30 mai. La laparotomie sur le bord externe du droit montra un cæcum adhérent en avant à la paroi abdominale. Les adhérences libérées, le cæcum se mobilisa, et comme il était porteur d'une tumeur ayant le volume d'un œuf et rendant par ses dimensions une excision partielle impossible, l'entérectomie iléo-cæcale fut faite avec fermeture de l'iléon et du côlon ascendant suivie d'une anastomose latéro-latérale.

Malheureusement la malade ne put supporter une intervention aussi grave et mourut le troisième jour.

Comme les cas de tuberculose iléo-cæcale ne sont pas encore très communs, nous croyons intéressant de donner le résultat de l'examen microscopique, tel qu'il nous a été adressé.

Les coupes examinées comprennent à la fois la paroi du cæcum dans la portion qui paraissait saine macrocospiquement et la néoformation dépourvue de muqueuse et ulcérée faisant saillie au dedans du cæcum.

Dans la première portion qui correspond à la paroi cæcale, on reconnaît les différentes tuniques qui constituent cette paroi. Les lésions siègent uniquement dans la muqueuse. Elles consistent essentiellement en nodules plus ou moins nécrosés et caséifiés. Autour de ce centre sont disposées des cellules géantes nettement reconnaissables, et à côté de celles-ci se trouvent des cellules épithélioïdes; autour de ces foyers tuberculeux typiques se trouvent des cellules embryonnaires.

Dans cette première portion des coupes, il existe donc, en résumé, une infiltration tuberculeuse manifeste de la muqueuse, limitée à cette muqueuse et assez discrète.

Dans la deuxième portion, celle qui correspond à la masse bourgeonnante intracæcale, l'aspect est tout différent. La muqueuse n'est plus reconnaissable. Il ne reste plus ni épithélium, ni glandes à ce niveau. Les couches musculaires sont difficiles à reconnaître en certains points, absentes en d'autres. Il existe donc une masse qui s'est plus ou moins substituée aux tuniques du cæcum et qui se montre constituée depuis la lumière intestinale jusqu'à la couche graisseuse péri-cæcale, qui est elle-même intéressée, par un tissu de granulation, de tissu conjonctivo-vasculaire infiltré de cellules embryonnaires, creusé çà et là d'amas leucocytaires et d'abcès microscopiques. Sur un tel tissu, on doit faire le diagnostic de tissu inflammatoire, et il est rationnel de rapporter cette néoformation à la tuberculose.

La classification des variétés de la tuberculose iléocæcale n'est pas encore bien fixée. La plus simple, jusqu'à plus ample informé, est celle qui reconnaît deux formes : la forme hypertrophique ou pseudonéoplasique, et la forme entéro-péritonéale ou ulcéreuse diffuse. Nous n'hésitons pas à ranger notre cas dans la forme hypertrophique s'accompagnant de petites ulcérations tuberculeuses sur les parties qu'on pouvait croire saines. C'est bien en effet devant une véritable tumeur que nous nous sommes trouvé, et c'est la présence de cette tumeur qui rend le diagnostic difficile. Il est temps d'y revenir.

Nous avons dit que le gros diagnostic à faire était entre :

Une appendicite tuberculeuse ;

Une appendicite simple chez un tuberculeux ;

Un cancer du cæcum ;

Une tuberculose iléo-cæcale à forme hypertrophique.

Commençons par éliminer *l'appendicite* chez notre malade, et pour une bonne raison, c'est que quatre ans auparavant, lui ayant fait une castration totale pour annexite double, l'appendice avait été enlevé du même coup. Mais même sans cette raison majeure, nous ne nous serions pas arrêté à ce diagnostic. Dans l'appendicite, en effet, il y a le plus souvent des crises aiguës avec élévation de température qui sont beaucoup plus rares dans la tuberculose iléo-cæcale et exceptionnelles dans le cancer du cæcum.

Les signes objectifs ne sont pas non plus les mêmes : dans l'appendicite, il n'y a pas tumeur à proprement parler, et le plastron toujours moins facile à limiter ne donne pas aux doigts la même impression. De plus, ce plastron tend à diminuer dans l'inflammation réduite à l'appendice, tandis que la tuméfaction due à une néoplasie quelconque du cæcum ne fait qu'augmenter de volume. Les douleurs suivent la même progression ; elles s'amendent dans l'appendicite ; et dans les tumeurs du cæcum, si elles changent de caractères, c'est pour devenir plus constantes, plus intenses. Les fonctions intestinales donnent aussi de précieux renseignements. Dans le cancer, dans la tuberculose, il y a de la diarrhée, des selles de coloration anormale ; il n'en va pas de même dans l'inflammation appendiculaire, où on note plutôt de la constipation. Enfin le siège de la tuméfaction a aussi une certaine importance.

Dans l'appendicite, la fixité du point de Mac Burney

est remarquable, ainsi que la localisation de la douleur à ce point. Dans la tuberculose hypertrophique du cæcum, on a remarqué que le mésentère se rétractait et que la tumeur se trouvait le plus souvent près du foie, et presque jamais dans le bassin; dans le cancer, la tuméfaction peut siéger au-dessus ou au-dessous de la ligne de Mac Burney.

Malgré cela, le diagnostic est parfois difficile et quelquefois presque impossible à établir. C'est surtout sur l'état général du malade, sur la diarrhée, sur les caractères anormaux qu'il présente, qu'on se basera pour faire des réserves au sujet d'une appendicite simple, et on aura la même prudence quand il s'agira de supposer la nature tuberculeuse de cette affection.

Le *cancer du cæcum* se reconnaîtra aux caractères suivants : d'abord à l'âge du malade, qui, en général, a dépassé la quarantaine, à la cachexie qui souvent l'accompagne, et enfin à ce signe particulier, c'est que très souvent il s'accompagne de rétrécissement intestinal se manifestant par des symptômes d'occlusion intestinale chronique. Ce dernier signe aurait une grande valeur, si d'abord il pouvait ne pas manquer, ce qui est toutefois rare, et si encore on ne le rencontrait pas dans la tuberculose iléo-cæcale à forme hypertrophique ; ce qui fait que le plus souvent on n'a que des présomptions.

La *tuberculose iléo-cæcale* revêt deux formes: une forme ulcéreuse diffuse et une forme hypertrophique ou pseudo-néoplasique. Elles peuvent du reste se rencontrer chez le même malade, et c'est la dernière seule qui, donnant lieu à la présence d'une tumeur reconnue par la palpation dans la fosse iliaque, nous intéresse.

Cette forme hypertrophique présente les caractères suivants : elle donne lieu à des troubles digestifs se manifestant par de la diarrhée et même des hémorragies intestinales. On peut même noter des vomissements, mais plus rarement. Les douleurs sont sourdes et continues, exaspérées parfois par des accès de colique, et enfin on peut noter aussi des phénomènes de sténose plus exceptionnels que dans le cancer, mais qui existent néanmoins. Il peut n'y avoir aucun symptôme pulmonaire, au contraire de la forme ulcéreuse diffuse qui ne se rencontre que chez des tuberculeux avérés.

Comme on le voit, le diagnostic avec le cancer du cæcum est difficile, et la seule consolation qui reste au chirurgien un peu embarrassé, c'est que la conduite à tenir, au point de vue opératoire, est la même.

CHAPITRE VII

Appendicite et grossesse.

Nous sommes loin du temps où on considérait toute femme enceinte comme incapable de supporter la moindre opération. Avec les progrès de la chirurgie, on s'est peu à peu enhardi, et devant des dangers menaçants, on a porté le bistouri sur le ventre, jusque-là respecté, d'une femme grosse. Quel risque courait-on ? Celui de provoquer une fausse couche ! Mais l'affection pour laquelle on opère aboutit le plus souvent à cette triste fin, en mettant de plus directement les jours de la mère en danger ; mieux valait opérer et sauver la mère tout en épargnant l'enfant, car, dans beaucoup de cas, la fausse couche n'a pas lieu. C'est ce qui se passe, par exemple, chez une femme enceinte atteinte d'appendicite.

Le point important, le point capital est de ne pas faire une opération blanche, c'est-à-dire ouvrir et ne pas trouver l'appendice malade, et c'est ici que se pose le problème clinique.

Y a-t-il ou n'y a-t-il pas une appendicite ? Là gît la grosse difficulté ; car, comme je l'écrivais avec mon collègue Demelin [1], deux symptômes primordiaux sont communs à la grossesse et à l'appendicite; ce sont les douleurs et les vomissements, qui peuvent être mis sur le compte des contractions utérines précédant une fausse couche.

Les *vomissements*, il n'est pas besoin de dire qu'on les rencontre dans les deux états que j'examine pour le moment; mais ont-ils des caractères particuliers qui permettent de les reconnaître ? Oui, et ce sont les suivants :

Les vomissements de la grossesse se présentent plus souvent le matin, sauf quand ils sont incoercibles; mais dans ce cas ils sont toujours apyrétiques, on n'aura donc qu'à prendre la température pour être renseigné. De plus, quoiqu'ils puissent ressembler à ceux de l'appendicite, ils diffèrent, en général, par leur composition. Ils sont plutôt alimentaires, quelquefois bilieux, mais ne présentent jamais l'aspect porracé.

Les vomissements de l'appendicite, eux, affectent de suite une physionomie péritonéale, si je puis m'exprimer ainsi; c'est-à-dire que du vert brun ils ne tardent pas à devenir vert clair, c'est-à-dire à prendre l'aspect porracé. De plus, on ne peut pas dire toujours, car ce mot-là n'existe pas en clinique, mais presque toujours, ils sont accompagnés de fièvre et la température est même quelquefois très élevée; enfin on rencontre avec eux les symptômes de l'appendicite sur lesquels je reviendrai tout à l'heure.

[1] *Obstétrique d'urgence*, Paris, 1900.

Les *douleurs* ne se présentent pas non plus de la même façon. Chez la femme grosse menacée de fausse couche, elles siègent de préférence sur la ligne médiane, parfois s'irradient dans tout l'abdomen. Le palper abdominal paraît indifférent chez la femme qui fait un accouchement prématuré; ou s'il détermine une impression douloureuse, c'est aussi bien à gauche qu'à droite ou au-dessous de l'ombilic. Dans l'appendicite, il n'en va pas de même. On sait qu'il existe des douleurs spontanées qui siègent toujours dans la fosse iliaque droite, et des douleurs provoquées par la palpation qui, déterminées sur un point, sur le fameux point de Mac Burney, ont, pour certains chirurgiens, un caractère quasi pathognomique.

Le palper abdominal chez la femme enceinte est plus difficile à cause du développement du ventre, mais les signes connus de l'appendicite ne s'y manifestent pas moins; c'est ainsi qu'on retrouvera la contracture des muscles de la paroi et qu'une palpation attentive permettra même de reconnaître l'induration à laquelle on a donné le nom de gâteau. C'est surtout sous le sommeil anesthésique, au moment de l'intervention, qu'on se rendra bien compte de la disposition de ce fameux gâteau. Il a, chez la femme grosse de plusieurs mois, une situation particulière; au lieu de se présenter par sa face antérieure, il a des tendances à se placer de champ, ce qui se comprend, toutes les parties anatomiques étant refoulées par le développement de l'utérus.

J'ajouterai que l'hyperesthésie de la peau se constate chez la femme grosse atteinte d'appendicite aussi souvent que chez les sujets ordinaires et que, si on interroge soigneusement son passé, on peut y découvrir de petites crises antérieures de coliques restées inaperçues, prises pour des indigestions ou même reconnues, et ayant forcé la malade à chercher le médecin; ou bien on découvrira qu'avant sa grossesse elle avait des troubles digestifs se manifestant par le mauvais état de son tube intestinal. Je n'insiste pas sur les différents symptômes bien connus de l'appendicite et qui sont les mêmes; j'en ai dit assez pour prouver que le diagnostic d'appendicite chez la femme enceinte est à la portée de tous.

Pourrait-on confondre cette appendicite avec une autre affection présentant des signes analogues, je ne le pense pas. L'occlusion intestinale et la pseudo-occlusion par péritonite appendiculaire doivent être différenciées l'une de l'autre à l'aide de symptômes qui sont les mêmes chez une femme grosse que sur une malade ordinaire; j'y reviendrai plus loin. On ne confondra pas non plus l'appendicite avec un kyste de l'ovaire tordu et enflammé à cause du volume de la tumeur, qui est facilement reconnu et qui assure le diagnostic.

Quant à la salpingite droite qui donne si souvent le change dans la recherche de la crise appendiculaire chez la femme, elle a beaucoup moins d'importance quand on a affaire à une malade qui présente les symptômes avancés de la grossesse. Il semble, en effet, que l'état gravidique de l'utérus fasse disparaître les manifestations inquiétantes des inflammations des annexes, et, chose curieuse, il est très rare de voir des accidents salpingés chez une femme enceinte. Si ceux-ci se manifestaient, ils prendraient une allure sérieuse, et le clinicien, par le toucher, trouverait dans les culs-de-sac effacés du vagin des renseignements certains. En tous les cas, comme l'indication opératoire serait la même, il n'y aurait pas de préjudice pour la malade.

Quelle est cette indication opératoire? Est-elle la même dans l'appendicite d'une femme grosse que pour un sujet ordinaire? Ce sont là des questions qui méritent d'être discutées.

Les accoucheurs ont, depuis longtemps, attiré l'attention sur ce fait que l'appendicite avait, pendant la grossesse, une gravité particulière. Est-ce à la situation créée au cæcum et à l'appendice par le volume de l'utérus? Cela tient-il à l'état général de la femme? Peu importe, du moment que le pronostic est reconnu plus sérieux, et non seulement la vie de la mère est plus exposée, mais aussi les jours de l'enfant sont menacés, car une femme grosse atteinte d'appendicite est en imminence de fausse couche. Donc marche plus grave de la maladie et menace d'un accouchement prématuré, tels sont les dangers qu'un chirurgien doit connaître pour décider l'opération.

Cette opération a donc, de ce fait, des indications particulières. Il ne faut pas, ici, hésiter à prendre le bistouri si les symptômes sont tels que le refroidissement facile ne paraisse pas devoir se montrer rapidement. Les cas moyens, ceux où on hésite quelquefois, ne doivent donc pas laisser d'incertitude dans l'esprit de l'opérateur; il doit intervenir sous peine de voir sa malade mourir ou faire une fausse couche, et je ne puis donner un meilleur exemple que l'observation suivante de mon collègue et ami Demelin [1], qui regretta beaucoup de n'être pas intervenu dans les circonstances suivantes :

Il s'agissait d'une femme enceinte entrée à Beaujon avec les symptômes d'une appendicite normale. La douleur siégeait bien au-dessus du point de Mac Burney, et la contraction des muscles de l'abdomen empêchait d'avoir les notions de toucher bien exactes. M. Demelin endormit sa malade et constata un gros gâteau situé très haut, mais qui cependant ne pouvait être rattaché qu'à une affection appendiculaire. Les douleurs paraissaient moindres et la fièvre était relativement tombée (38°). Notre collègue voulut attendre un refroidissement complet; mais, dans la nuit qui suivit, la malheureuse femme fut prise d'accidents nouveaux, qui déterminèrent une fausse couche, et la mort eut lieu rapidement. A l'autopsie, on reconnut une infection appendiculaire.

Il faut donc opérer si on a le moindre doute sur la gravité de l'attaque et, à plus forte raison, si celle-ci se présente avec des symptômes alarmants. Elles sont légion, à l'heure actuelle, les observations d'opérations d'appendicites couronnées de succès chez les femmes grosses; la littérature médicale en a de nombreux exemples. Mais il faut savoir cependant qu'il est des cas où l'appendicite peut refroidir chez une malade enceinte tout comme sur un sujet ordinaire. J'ai en-

---

[1] *Loc. cit.*

core présent à la mémoire l'histoire d'une femme grosse de huit mois, entrant à mon service avec les signes bien nets d'appendicite; mais la réaction péritonéale était peu intense; la température n'arrivait pas à 39°, le pouls était bon; je ne songeai pas à l'opérer et je fis bien, car la crise appendiculaire se calma et elle put mener à bien sa grossesse.

Une opération intempestive qui ne serait pas légitimée par la gravité de la situation pourrait, en effet, il faut le savoir, tout en sauvant la mère, exposer à une fausse couche, c'est-à-dire à la perte de l'enfant. Par conséquent, toutes les fois que l'appendicite est simple, il faut la traiter tout en surveillant sa malade et en se tenant prêt à intervenir à la moindre complication.

L'opération décidée, le manuel opératoire reste-t-il le même? Oui, dans presque tous les cas, je pourrais même dire dans tous les cas.

Il s'agit, en effet, d'une intervention d'urgence, d'une opération à chaud et qui, comme telle, doit être pratiquée en faisant l'incision iliaque. C'est, du moins, ma manière de faire; mais je touche ce point de l'incision pour les chirurgiens, et ils sont rares, qui opèrent toujours par la gaine des muscles droits. Cette voie doit être abandonnée quand on a affaire à un utérus gravide de cinq à six mois. En effet, cette ouverture du péritoine par la gaine du muscle grand droit expose à tomber trop sur la ligne médiane, le cæcum étant refoulé dans la fosse iliaque par l'augmentation du volume de la matrice.

CHAPITRE VIII

Il y a occlusion intestinale. — Est-ce une véritable occlusion ou une pseudo-occlusion ? — Que faut-il faire ?

L'occlusion intestinale, à cause de la rapidité et de la gravité des accidents qu'elle détermine, demande de la part du chirurgien de la décision alliée à une certaine prudence. L'opération, comme on le sait, est particulièrement dangereuse et, il faut l'avouer, le plus souvent mortelle, ce qui se comprend quand on réfléchit qu'au milieu de masses intestinales distendues, il faut aller chercher un obstacle et le lever. Bien heureux encore, quand on trouve la cause de l'arrêt des matières et des gaz et quand on n'est pas obligé, après une laparotomie, de finir par l'établissement d'un anus contre nature.

La gravité de l'opération n'est, du reste, dépassée que par l'inéluctable issue de la maladie, et aussi faut-il la faire et la faire vite avant que les lésions ne soient devenues irréparables ; c'est pour cela que j'ai dit qu'il fallait de la décision ; mais avant de recourir à l'intervention, il faut avoir mis rapidement en œuvre tous les moyens qui permettent sans danger d'essayer de lever l'obstacle, et c'est ici qu'intervient la prudence, qui consiste à n'avoir recours au bistouri que comme à une dernière ressource.

Le chirurgien, pour ne pas perdre de temps, pour ne pas tergiverser, doit donc avoir sa ligne de conduite toute tracée, et le premier problème qui se pose à lui est de savoir s'il est en face d'une véritable occlusion par obstacle mécanique ou vis-à-vis d'une occlusion incomplète par paralysie intestinale, de ce qu'on peut appeler une *pseudo-occlusion,* ou bien encore d'une occlusion chronique. On peut faire cesser la pseudo-occlusion en s'attaquant directement à la maladie qui lui a donné naissance. Elle se rencontre dans plusieurs affections de l'abdomen qui donnent lieu à une infection péritonéale. Cette péritonite produit une paralysie intestinale qui, à son tour, entraîne l'arrêt des matières et des gaz.

Pour prendre un exemple, je vais citer une attaque d'appendicite grave, avec retentissement considérable sur le péritoine. La malade, — car c'est chez la femme que le problème est le plus complexe, — arrive à l'hôpital avec des vomissements opiniâtres qui, d'alimentaires, sont devenus bilieux et peuvent même à la fin devenir fécaloïdes. Quand on l'examine, elle a le facies anxieux, les traits tirés, la voix cassée, et c'est avec peine qu'elle répond à vos questions.

Vous pouvez cependant apprendre que, depuis trois, quatre jours ou plus, elle n'a pas eu de garde-robes et que depuis plus de vingt-quatre heures elle n'a pas rendu de gaz par l'anus.

Problèmes cliniques.   5

Si on s'arrête à ce premier examen, on est amené à faire le diagnostic d'occlusion intestinale; mais si on pousse un peu plus loin ses recherches, on peut découvrir que la malade a de la défense abdominale, que la douleur, quoique se montrant sur tout le ventre, est plus intense à la pression au niveau du point de Mac Burney, que dans son passé pathologique il y a un mauvais état de l'intestin et même de petites crises appendiculaires. Bref, on arrive ainsi au diagnostic d'appendicite qu'on opère et, l'appendice enlevé, le péritoine drainé, les accidents d'occlusion intestinale cessent. Il m'est arrivé plusieurs fois d'opérer ainsi des malades qui m'étaient adressés avec le diagnostic d'occlusion intestinale.

Ce que je viens de dire là est vrai, bien entendu, pour toutes les péritonites causées par une infection grave : pour les péritonites par perforation, par exemple; pour celles déterminées par la rupture d'une salpingite, d'un kyste de l'ovaire ou d'une grossesse extra-utérine; ce que j'ai voulu mettre en lumière, c'est l'importance du diagnostic qui permet de s'adresser directement à la cause, en faisant une incision à droite quand c'est l'appendice qui est en jeu, une laparotomie sous-ombilicale quand le toucher vaginal et l'examen clinique font penser à une salpingite rompue, et une incision médiane sous-ombilicale quand on croit que c'est à une perforation de l'estomac ou du duodénum qu'on a affaire.

Il ne faut pas oublier, non plus, qu'une affection assez connue, la pancréatique hémorragique aiguë, donne lieu à des symptômes de pseudo-occlusion et peut prendre les allures d'un étranglement interne siégeant sur l'intestin grêle. On pourra différencier ces deux maladies l'une de l'autre, non seulement à l'aide des signes que nous donnons plus loin de la pseudo-occlusion, mais encore à ce fait que, si la mort n'arrive pas trop vite, on assiste en général à l'évolution d'une péritonite localisée à la partie supérieure de l'abdomen et se traduisant par les symptômes d'un abcès, tendant à se faire jour à travers les anses intestinales au niveau de la paroi abdominale antérieure.

Je ne veux pas m'étendre sur les symptômes de chacune de ces maladies, symptômes qui sont connus, du reste, car cela m'entraînerait trop loin. Le point important à retenir est le suivant : *Est-on en présence d'une occlusion vraie par obstacle mécanique ou en face d'une pseudo-occlusion ?*

En faveur de cette dernière, outre les indications tirées de l'exploration des organes qui ont pu lui donner naissance, il faut signaler certains petits signes, certaines remarques qui peuvent mettre sur la voie.

En étudiant bien sa malade, on peut constater que, dans la grande majorité des cas, les accidents ne se sont pas montrés aussi foudroyants que dans l'occlusion intestinale complète ; c'est ainsi qu'en insistant sur l'interrogatoire, on découvre que la rétention gazeuse n'est pas absolue, ou que si elle l'est à l'heure actuelle, elle l'est depuis peu et s'est montrée petit à petit. Les vomissements ont aussi des caractères particuliers ; au lieu d'être rapidement fécaloïdes comme dans l'étranglement interne, ils ont suivi une gravité ascendante. Ils ont commencé par être alimentaires pour devenir bilieux. Ils sont restés verts quelque temps et ne sont devenus fécaloïdes qu'à la dernière période. Enfin l'état du ventre peut aussi donner quelques indications. L'abdomen est, en effet, plus plat dans les débuts de la pseudo-occlusion qu'il ne l'est dans l'occlusion intestinale complète. Ce n'est que plus tard qu'il se ballonne, et ce ballonnement est presque toujours moins considérable que dans la rétention stercorale par cause mécanique.

Ce sont là, comme on le voit, des renseignements bien difficiles à apprécier, qui ne peuvent donner que des présomptions; mais en matière d'occlusion intestinale, il faut se contenter de ce qu'on trouve et ne pas se montrer difficile. On peut même opérer avec des signes évidents d'appendicite, croire à une pseudo-occlusion et se trouver en face d'un véritable étranglement interne. L'observation curieuse que je vais résumer et que j'ai déjà citée ailleurs en est un exemple.

Cela se passait il y aura bientôt sept ans, quand j'étais encore chirurgien du bureau central.

Le 23 octobre 1897, je fus appelé à l'hôpital Necker auprès d'un homme de trente-neuf ans, entré le 20 du même mois dans le service du Dr Barth. Il avait été pris la veille de douleurs abdominales sans localisation bien marquée et de vomissements porracés abondants. Dès le début des accidents, il y avait eu suppression des selles et des gaz; mais un lavement donné dès son entrée avait amené une garde-robe. Quand je vis le malade, les vomissements étaient noirs, le pouls petit, très fréquent, la température à 38°, le ventre était ballonné, *douloureux surtout à droite,* où on sentait une *tuméfaction dans la fosse iliaque.*

Devant ces deux derniers signes, je portai le diagnostic d'appendicite et je pratiquai une incision parallèle à l'arcade crurale. Le péritoine ouvert, il s'écoula un liquide louche, séro-purulent. Je cherchai l'appendice qui adhérait à la paroi, le décollai, puis je le réséquai; il était augmenté de volume et enflammé sur toute sa surface. Une anse intestinale voisine et coudée fut attirée dans la plaie et débarrassée des fausses membranes qui la recouvraient. Croyant avoir fait le nécessaire, j'établis un large drainage et je refermai le ventre.

Les accidents continuèrent néanmoins; le malade mourut le lendemain, et l'autopsie montra un gros cordon noirâtre, tordu sur lui-même deux ou trois fois, et qui contournait en l'étranglant une anse d'intestin grêle. Ce cordon, gros comme le pouce, était un diverticule de Meckel s'insérant sur l'iléon à 1 mètre de la valvule iléo-cæcale.

J'avais donc omis de lever l'étranglement; mais j'avais trouvé une collection séro-purulente avec un appendice malade, et je pouvais croire que c'était là la cause des accidents. J'aurais pu insister sur l'inspection de l'anse revêtue de fausses membranes en en attirant une plus grande longueur au dehors; mais j'avais peur de rompre des adhérences localisant l'abcès, et les fausses membranes n'avaient pas lieu de m'étonner, car on en trouve souvent tapissant les foyers appendiculaires. Enfin la suppression, dès le début de la maladie, des gaz et des garde-robes auraient pu attirer mon attention; mais c'était là peu de chose en comparaison des lésions que j'avais sous les yeux. Tout ceci ne fait que prouver une fois de plus la difficulté de la conduite à tenir dans l'occlusion intestinale et la nécessité qu'il y a de ne rien négliger qui puisse aider au diagnostic.

Il est encore une autre espèce d'occlusion incomplète, dite occlusion chronique, qu'il faut connaître : je veux parler des poussées d'occlusion aiguë qui se produisent chez les malades atteints de rétrécissement néoplasique du tube intestinal. Ces malades peuvent présenter un arrêt complet des matières et des gaz qui peut forcer à l'intervention, quand les accidents continuent; mais la rétention peut n'être que momentanée, et, les accidents calmés, le chirurgien a le temps de faire son diagnostic, de réfléchir à son intervention et de la pratiquer à son moment dans de bonnes conditions, c'est-à-dire lorsque le ballonnement du ventre a disparu par l'effacement des anses intestinales.

J'ai encore présent à la mémoire le souvenir d'un homme âgé de cinquante-deux ans qui, faisant sa promenade habituelle, fut pris brusquement dans le ventre « d'une douleur à en mourir ». Il alla pourtant à la garde-robe ce jour-là, mais petitement. Le lendemain la constipation s'établit, mais le malade rendit des gaz. Le troisième jour il prit de l'huile de ricin sans effet, mais eut encore un gaz le soir. Le cinquième jour je fus appelé et constatai une occlusion complète, sans vomissements toutefois : je décidai l'intervention pour le lendemain.

En arrivant pour opérer, je trouvai mon malade ne

souffrant plus, ayant rendu quantité de gaz par l'anus et continuant à en émettre devant moi. Je sursis donc à l'opération. Le septième jour il y eut une garde-robe, mais les accidents réapparurent et je dus intervenir le dixième jour : je trouvai un cancer annulaire enserrant la fin de l'S iliaque et le commencement du rectum.

Dans cette observation, l'occlusion est devenue de plus en plus complète et il a fallu opérer ; mais dans d'autres cas les accidents peuvent s'amender, et il est bon de ne pas trop se presser. Comment reconnaître cette espèce d'occlusion, dite occlusion chronique? Elle se rencontre en général chez les néoplasiques, c'est-à-dire chez des malades qui ont dépassé la quarantaine, qui ont eu quelquefois des crises légères de rétention stercorale, qui peuvent présenter des matières fécales ovillées ou laminées, comme on le voit chez les gens atteints de rétrécissement intestinal. Le toucher pourra quelquefois faire découvrir un néoplasme du rectum plus ou moins haut placé, ou bien la palpation de l'S iliaque montrera une tuméfaction qui permettra de faire le diagnostic. Elle peut se rencontrer encore, cette occlusion chronique, chez des malades opérés antérieurement d'appendicite et ayant suppuré, chez des femmes opérées ou non de salpingite ; car dans ces cas une coudure, une bride peuvent diminuer petit à petit le calibre de l'intestin et, avant d'arriver à produire une occlusion aiguë, donner lieu à des constipations opiniâtres.

Enfin, pour en finir avec l'étude des rétentions stercorales incomplètes, je citerai encore les cas dans lesquels le gros intestin est rempli de matières dures qui forment de véritables corps étrangers et qui bouchent presque complètemeut toute la lumière du côlon. On peut quelquefois sentir les masses par une palpation attentive de l'abdomen et les voir se déplacer sous l'influence d'une thérapeutique appropriée; mais il faut faire une thérapeutique active, car il y a des malades chez lesquels ces espèces d'entérolithes déterminent de l'occlusion complète et forcent à une intervention, ainsi que je l'indiquerai dans un prochain article. Les purgatifs répétés, l'entéroclyse, le massage et au besoin le lavement électrique permettent d'arriver à déboucher totalement le gros intestin.

Les calculs biliaires, qui, trop volumineux pour passer par le cystique, se sont créé une voie en ulcérant la vésicule et l'intestin, peuvent donner lieu à la même série d'accidents; ce sont des corps étrangers qui déterminent l'occlusion complète s'ils sont trop gros, mais qui ne produisent que de l'occlusion chronique quand leur volume leur permet de franchir la valvule de Bauhin. Dans ces cas, on pourra faire assez souvent le diagnostic à l'aide des signes que nous indiquerons plus loin à propos de l'occlusion intestinale aiguë.

En terminant, j'insisterai donc à nouveau sur ce point capital du problème à résoudre et qui est le suivant : Est-on en présence d'une occlusion complète totale, d'une pseudo-occlusion par paralysie intestinale, ou d'une occlusion incomplète dite occlusion chronique? Car de la réponse à cette question dépend la thérapeutique à établir.

CHAPITRE IX

**Il y a occlusion intestinale aiguë.
Quelle en est la cause?**

On ne prononce qu'avec une certaine crainte le nom
de *coliques de miséréré;* car rien n'est plus terrible
que la situation d'un malade qui en est atteint. Eh
bien, cette terrible expression, peu à peu rejetée du
vocabulaire médical, indiquait bien l'état lamentable
des malheureux sous le coup d'une occlusion intestinale aiguë. C'est en effet dans cette maladie que se
rencontrent les douleurs indescriptibles auxquelles on
a donné cette expression désespérée. Elle est si forte,
cette douleur, si déchirante, que certains malades, en
proie à ces souffrances horribles, appellent la mort à
grands cris, se courbent en avant, se replient sur
eux-mêmes, et dans l'anxiété extrême qu'ils éprouvent
ne savent plus quelle situation prendre.

Ajoutez à cela une constipation telle que le malade
n'a rendu ni matières, ni gaz par l'anus depuis plusieurs jours; joignez-y les vomissements continuels
qui torturent le pauvre patient, le ballonnement du

ventre, les sueurs froides, et vous aurez le triste spectacle bien connu d'un malheureux atteint de rétention stercorale et dont les moments sont comptés.

Devant une situation pareille, le chirurgien doit vite prendre un parti, et ce parti s'appuiera sur le diagnostic qu'il posera.

Il devra donc reconnaître s'il n'a pas affaire à une pseudo-occlusion par appendicite, par perforation du tube intestinal ou pour toute autre cause, et agir dans ce cas en conséquence.

Il devra s'assurer que le malade n'est pas atteint de hernie étranglée, l'interroger à ce sujet et examiner avec soin tous les orifices herniaires.

Cela constaté, quand il aura reconnu qu'il a affaire à une véritable occlusion intestinale aiguë, il ne devra pas s'attarder à attendre que les vomissements, s'ils ne sont pas fécaloïdes, le deviennent, ou à donner des purgatifs ou des opiacés, car le temps presse ; il faut agir et agir vite.

Le premier diagnostic, le gros diagnostic, celui d'occlusion intestinale aiguë posé, il faut essayer d'en pénétrer la cause, et cela pour faire son plan opératoire ; mais avant d'en arriver à l'*ultima ratio*, à l'opération, il est de bonne pratique, et surtout dans les cas les plus nombreux où malgré nos minutieuses observations la nature de l'obstacle nous échappe, il est de saine pratique, dis-je, d'essayer un moyen qui réussit parfois, et avec quel bénéfice pour le malade ! je veux parler du *lavement électrique*.

On croit que c'est une chose difficile et compliquée de donner un lavement électrique. Rien n'est plus simple; il suffit d'avoir une machine à courants continus avec galvanomètre et pouvant donner 40 milliampères. Les malades, quand on leur parle de ce moyen thérapeutique, s'effraient et croient qu'ils vont beaucoup souffrir; il n'en est rien. Ils ressentent un peu de cuisson au niveau de la plaque abdominale, quelques coliques, et c'est tout.

On doit commencer par introduire une sonde, munie d'un électrode, dans le rectum. Cette sonde sera mise en communication à l'aide d'un tube en caoutchouc avec un réservoir dans lequel on versera un litre et demi à deux litres d'eau salée. Le lavement de cette façon sera donné petit à petit et en même temps que le courant passe. A défaut de cet instrument, on commencera par injecter un litre et demi d'eau salée avec lenteur pour qu'il n'y ait pas de révolte de l'intestin, et l'électrode sera introduit dans le rectum.

Une large plaque métallique, recouverte de peau de chamois et bien imbibée d'eau salée, sera placée sur l'abdomen en ayant soin, tous les trois à quatre minutes, de la changer de place. Cela fait, on fera passer le courant en tâtant la susceptibilité du malade, et on augmentera assez rapidement l'intensité électrique. On peut arriver facilement à 20 milliampères, et on ne doit pas dépasser la division qui correspond à un courant de 35 à 40 de ces unités. De temps en temps, à l'aide du commutateur, on changera la direction du courant qui doit être d'abord dirigé, du rectum, pôle positif, à l'abdomen, pôle négatif.

La séance devra durer un quart d'heure; prolongée plus longtemps, elle fatigue le malade. Quelquefois l'eau salée est rejetée avec la sonde par les contractions intestinales, et quand, en même temps, des gaz et quelques matières sont évacués, la partie est gagnée; mais souvent le résultat du lavement ne s'obtient que quelques heures après.

Entre autres exemples de l'efficacité du lavement électrique, je me souviens d'un journalier âgé de trente-six ans, entrant à l'hôpital, n'ayant rendu ni garde-robes, ni gaz par l'anus depuis trois jours. L'occlusion avait commencé par une douleur subite dans le ventre, bientôt accompagnée de vomissements alimentaires, puis bilieux. Un lavement purgatif prescrit en ville était resté sans effet. L'état était grave, les douleurs incessantes, le pouls petit, fréquent; mais avant d'opérer je prescrivis un lavement électrique. Le résultat fut complet. On en administra un second le lendemain, encore suivi d'évacuations abondantes, et quelques jours après le malade sortait guéri sans que j'aie pu savoir la cause de l'occlusion. Pour tous renseignements, il me disait qu'il avait contracté, quelques années auparavant, une dysenterie grave pendant un séjour au Tonkin.

Le lavement électrique n'a pas réussi, que faut-il faire? — C'est là la grosse question, car, je l'ai dit, les moments sont comptés, et il ne faut pas donner raison à ceux qui prétendent que cette pratique ne sert qu'à faire perdre un temps précieux. Il faut se rendre un compte aussi exact que possible de l'état de résistance de son malade; si celui-ci est déjà bien éprouvé, bien infecté par une stercorémie qui date de plusieurs jours, il faut prendre immédiatement le bistouri sans avoir recours à une nouvelle tentative ; si, au contraire, on pense que l'intervention peut être différée de deux ou trois heures, il faudra donner un second lavement électrique, et quelquefois la débâcle sera ainsi obtenue ; mais attendre plus longtemps pour opérer serait une grosse faute qu'il ne faut pas commettre.

L'opération a été décidée. — On se trouve alors en présence de deux méthodes, qui ont eu toutes deux tour à tour leurs partisans et leurs détracteurs. Dans l'une, la laparotomie, on va droit au mal et on tâche d'y porter un secours définitif ; dans l'autre, on pare aux premiers dangers en détournant le cours des matières en créant un anus contre nature, c'est l'entérostomie de Nélaton.

Autrefois, cette dernière intervention était la seule possible, à cause des terribles dangers que faisait courir le maniement du péritoine ; mais, à l'heure actuelle, nous sommes en devoir d'essayer mieux. Je sais bien qu'on a invoqué des statistiques en faveur de l'ouverture de l'iléon, opération rapide et donnant peu de choc ; mais pratiquer un anus contre nature, ce n'est, hélas ! qu'un triste pis-aller. Si on ne peut faire autrement, — et je dirai tout à l'heure qu'il est des cas où il s'impose, — il faut en passer par là ; mais donner à un individu cette terrible infirmité, quand il eût pu suffire d'une simple laparotomie pour détacher une bride et amener une guérison définitive, ne nous paraît plus une pratique en rapport avec les progrès de la chirurgie. Du reste, quand on fait, de parti pris, l'anus artificiel, on va au hasard, on ouvre, on saisit

une anse distendue qu'on fend sans savoir à beaucoup
près à quelle hauteur va être située l'ouverture. N'est-
il pas plus naturel de voir d'abord où siège l'obstacle,
de le lever si on peut, et, si la chose est impossible,
de créer en dernier ressort un anus contre nature en
bonne place. Certes, cette méthode de la laparotomie
est plus longue, plus délicate et peut amener immédiatement une solution néfaste ; certes, en ouvrant de
prime abord l'intestin, on fait face aux premiers accidents avec le minimum d'intervention ; mais, d'abord,
il ne faut pas oublier qu'il y a encore des infections
péritonéales mortelles avec l'anus artificiel ouvert
d'emblée, et, de plus, c'est insuffisant d'avoir soulagé momentanément son malade, s'il doit mourir
quelques semaines plus tard du défaut d'assimilation
que ne lui permet plus qu'une petite portion d'intestin.

Donc, pour conclure, je dirai que je suis partisan
convaincu de la laparotomie, sauf dans les cas où on a
affaire à un malade infecté depuis trop longtemps pour
pouvoir supporter une intervention d'importance, ou
bien encore dans les occlusions post-opératoires, dans
lesquelles on est en présence d'un patient affaibli par
une opération récente, comme cela se voit chez les
femmes qui, après une hystérectomie vaginale, sont
prises de rétention stercorale aiguë ; c'est, du reste, la
pratique recommandée par M. Segond.

La laparotomie est pratiquée. — Une fois le ventre
ouvert, vont commencer les difficultés. Il va falloir,
au milieu d'anses distendues, faisant irruption au
dehors de l'abdomen, aller à la recherche de l'obstacle.

Deux cas se présentent : ou on a une quasi-certitude d'après les symptômes relevés et on sait en quelle région et de quelle nature est l'occlusion, ou bien on n'a que de vagues présomptions qui ne vous permettent pas de vous porter directement sur l'obstacle.

Le premier cas est malheureusement rare, celui où on a pu poser le diagnostic de la cause de la rétention stercorale : c'est quand on a affaire à une invagination ou à un volvulus.

L'*invagination* peut, en effet, dans certains cas, être diagnostiquée. L'occlusion serait ici incomplète ; le ballonnement du ventre n'est pas des plus considérables. Il y a souvent des selles sanguinolentes, formées d'un mélange de mucus et de glaires ; ces selles peuvent être accompagnées de ténesme. La palpation de l'abdomen donne aussi des renseignements qui peuvent être d'un grand poids ; elle peut, en effet, permettre de constater une tumeur, de consistance molle, un peu mobile, douloureuse à la pression et présentant la forme d'un boudin ; c'est là le meilleur signe. Enfin, dans les invaginations iléo-cæcales ou iléo-côliques, les plus fréquentes du reste, on notera l'absence du cæcum et du côlon ascendant dans le flanc droit et une certaine dépression de la fosse iliaque du même côté, dépression qui contraste avec une saillie plus ou moins volumineuse de côté gauche. De plus, on sait que l'invagination est surtout fréquente chez les enfants.

Le *volvulus* siège souvent sur l'S iliaque et se rencontre de préférence chez l'adulte et le vieillard. Les vomissements seraient précoces et deviendraient promptement fécaloïdes. Tous ces signes sont vagues ; il n'en est qu'un d'à peu près certain et il est rare ; mais quand il existe, il permet un diagnostic ferme, c'est le signe de Wahl. La palpation sous l'anesthésie chloroformique permet de sentir l'anse tordue qui, par le fait de sa torsion, se dilate énormément.

Quand on ne peut diagnostiquer ni une invagination, ni un volvulus, on n'est pas tout à fait à bout de ressources. On peut, en effet, avoir des présomptions tirées des commémoratifs.

Si on apprend qu'une femme atteinte d'occlusion intestinale aiguë a eu plusieurs poussées de salpingite, ou a subi une laparotomie soit pour ablation des annexes, pour hystérectomie ou pour toute autre cause génitale, on peut s'attendre à une bride ou à une coudure par adhérence et, le ventre ouvert, il faut immédiatement diriger ses recherches du côté du petit bassin. Je me souviendrai toujours, — car c'était ma première intervention comme chirurgien du bureau central, — d'une malade opérée un mois auparavant de l'ablation des annexes et qui fut prise d'accidents graves d'occlusion. Je fus appelé à Cochin, je pratiquai la laparotomie, et à l'ouverture du péritoine je vis un peu de liquide séreux s'écouler et des anses intestinales rouges et dilatées apparaître dans la plaie. J'introduisis la main dans l'abdomen, je la dirigeai à droite dans la cavité pelvienne et je sentis immédiatement une bride qui adhérait à la paroi du bassin. Je la saisis avec le doigt replié en crochet, je me mis en demeure de la détacher et j'attirai au dehors une anse intestinale étranglée qui adhérait à la bride sur une longueur de 3 centimètres environ et qui présentait un sillon contournant la moitié de la circonférence de l'intestin. Ce sillon n'étant pas gangrené, je réduisis l'anse, et les accidents cessèrent immédiatement.

Ces faits-là sont moins rares qu'on ne le pense, et j'ajouterai que, dans les opérations d'appendicites qui ont suppuré, on est exposé à rencontrer les mêmes accidents sous la dépendance des mêmes causes. Donc, toutes les fois que les commémoratifs indiqueront une inflammation ancienne du péritoine, il faudra penser à un étranglement par bride ou à une coudure, en un mot à tous les genres d'obstacle produits par des adhérences péritonéales.

Dans l'occlusion causée par des calculs biliaires, on peut aussi être mis sur la voie par les renseignements que donne l'interrogatoire. Cette occlusion s'observe presque exclusivement chez des femmes arrivées à la seconde moitié de la vie. Loin d'avoir été précédé, comme on est tenté de le croire, par des manifestations du côté du foie, l'ictère prémonitoire manque le plus souvent; mais on peut retrouver dans le passé de la malade l'apparition de douleurs dans l'hypocondre droit et assez souvent une première attaque de vomissements coïncidant avec une constipation opiniâtre. De plus, un premier calcul biliaire a déjà pu être rendu dans les selles.

Enfin, il est des cas où aucun symptôme, aucun renseignement ne peut vous faire soupçonner la cause des accidents de rétention stercorale, et on est tout étonné quand, la laparotomie faite, on se trouve, comme cela m'est arrivé, en présence d'un cæcum et de tout un côlon remplis de matières fécales durcies,

Problèmes cliniques. 6

mais pas suffisamment pour être senties par la palpation. Je me bornai à faire un massage direct de l'intestin et à refouler les matières dans l'S iliaque et le rectum. Le soir même de l'opération les vomissements cessaient, et le lendemain matin la malade allait copieusement à la garde-robe.

Si, le ventre ouvert, à la première inspection on ne trouve aucun signe qui puisse vous renseigner, il faut méthodiquement explorer d'abord le cæcum, puis l'S iliaque, et si on ne trouve rien, chercher une anse vide, revenue sur elle-même, et la suivre jusqu'à l'obstacle; enfin, comme dernière ressource, on a l'éviscération; mais ce sont là des questions de technique opératoire qui sortent du cadre que je me suis tracé.

CHAPITRE X

**Le malade a des garde-robes. — Le ventre n'est pas
ballonné, mais il y a des vomissements
fécaloïdes. — Il faut opérer. — C'est une invagination.**

Dans les maladies de l'abdomen se manifestant principalement par de la douleur et des vomissements, il
est des cas qui défient tout diagnostic. Et pourtant,
quand l'opération a démontré la cause des accidents,
en y réfléchissant, on trouve un symptôme primordial
qui doit fixer l'attention plus que les autres.

C'est ainsi que chez un malade auprès duquel je fus
appelé et qu'on me présenta comme atteint de péritonite par perforation, consécutive à un ulcère de l'estomac, la nature des vomissements devait faire penser
à l'occlusion intestinale. Il avait en effet une invagination ; du reste, voici cette très curieuse observation
dans tous ses détails.

Un cordonnier âgé de soixante-six ans entre à l'hôpital Tenon le 11 septembre 1904, salle Pidoux, dans
le service de mon collègue et ami Caussade, pour des
troubles de l'estomac mal définis.

Il souffre depuis cinq mois de l'abdomen. Les digestions sont longues, pénibles, avec ballonnement du ventre, oppression, régurgitations acides. Ce malade est éthylique. Il accuse une légère douleur à la région épigastrique, douleur qui s'exacerbe par la présence des aliments qui parfois sont vomis.

L'estomac est un peu dilaté. Il y a de la constipation ; la langue est saburrale. On constate de l'artériosclérose avec un rétrécissement aortique. Les autres appareils ne présentent rien d'anormal.

Le malade, après une semaine de traitement, allait beaucoup mieux, lorsque le 23 septembre, après une garde-robe, il est pris d'une syncope suivie d'une douleur vague dans l'abdomen, douleur qui disparaît bientôt.

Le 26, les accidents réapparaissent. La douleur, d'abord légère, augmente progressivement et se localise au niveau de l'hypocondre droit. Son acuité est telle qu'elle nécessite une injection de morphine. Puis les vomissements se montrent ; la température atteint le soir 38°3, mais le pouls continue à être plein et régulier. Le 27, la douleur a diminué ; les vomissements sont presque continus. Le pouls a changé de nature ; il est petit, dépressible, bat 140 pulsations à la minute, et devant cet état menaçant, mon collègue Caussade me prie de venir voir le malade.

Je l'examine et suis frappé de suite par la nature des vomissements qui semblent commencer à prendre l'odeur des vomissements fécaloïdes ; mais il n'existe pas le moindre ballonnement du ventre, qui est souple, ne présente pas de défense et, quoique douloureux,

ne donne aucun renseignement précis sur le siège de
la douleur.

L'idée qui devenait venir au premier abord était
celle d'une péritonite par perforation, et, comme je
l'ai dit, c'est avec ce diagnostic que me fut présenté
le malade; mais devant l'absence de phénomènes péri-
tonéaux, j'abandonnai cette idée et quittai le malade
sans diagnostic précis, émettant toutefois l'opinion de
la possibilité d'une occlusion intestinale et recomman-
dant la laparotomie si les symptômes s'accentuaient.

Il était alors 11 heures du matin et le malade avait
eu, quelques heures auparavant, une garde-robe constatée par la surveillante.

A midi, l'état s'aggrave et le malade ne tarde pas à
présenter le facies grippé, les yeux excavés, le nez
pincé, le pouls à 140 ; les vomissements sont devenus
franchement fécaloïdes. L'opération s'impose. Elle fut
pratiquée par mon interne, M. Denis, qui se trouva
en face de la situation suivante. L'estomac était normal; l'appendice, recherché, sain ; mais à $0^m,75$ environ de la valvule iléo-cæcale, il sentit un corps dur
qui n'était autre chose qu'un boudin d'invagination
intestinale que je décrirai plus loin. Cette invagination,
quoique récente, ne se laissa pas réduire, et force fut
de réséquer la partie malade, de fermer les deux
extrémités sectionnées et de finir par une entéro-
anastomose.

Quoique l'opération ne durât que 63 minutes, le
malade, éthylique et dont l'état général s'était considérablement aggravé, succomba au bout de quelques
heures.

Il eût certainement gagné à être opéré plus tôt, bien que l'importance de la lésion donnât peu d'espoir de l'en tirer ; mais ici des signes paradoxaux rendaient le diagnostic hésitant, et c'est sur ce point que je vais insister particulièrement.

Tout d'abord on dut penser à une péritonite par perforation consécutive à un ulcère de l'estomac. Les antécédents de cet homme alcoolique souffrant depuis longtemps de l'estomac, la syncope accompagnée de douleurs bientôt suivies de vomissements devaient faire songer à ce diagnostic ; mais, comme je l'ai dit, l'absence de péritonite et la lenteur des accidents au début ainsi que la non-défense de la paroi permettaient, à la réflexion, d'écarter l'irruption du contenu de l'estomac dans la grande séreuse.

Le second diagnostic auquel il fallait songer était celui d'occlusion intestinale, sans préjuger de la nature de l'obstacle. Mais comment affirmer l'obstruction de l'intestin chez un homme qui présentait des garde-robes et qui avait un abdomen nullement ballonné, plat comme un ventre normal ! Et cependant c'était le diagnostic à faire, à cause non pas tant des vomissements qu'à cause de leur nature. Quand j'examinai ce que rendait le malade par la bouche, je fus frappé de la coloration brunâtre des vomissements et de leur odeur particulière ; mais ces caractères, c'est le matin même qu'on les avait constatés pour la première fois ; ils allèrent en s'accentuant, et à 3 heures de l'après-midi la laparotomie était pratiquée sans beaucoup de retard, comme on peut en juger.

Il est possible, en effet, d'expliquer et la présence

des garde-robes et le non-ballonnement du ventre
même après constatation d'une invagination. Les selles
étaient dues à l'évacuation des matières situées au-dessous de l'obstacle, c'est-à-dire des matières contenues
dans le gros intestin ; et quant au non-ballonnement
de l'abdomen, il faut savoir qu'il n'est pas suffisant
pour infirmer le diagnostic d'occlusion intestinale,
car il peut ne pas exister dans les cas où l'obstacle
siège au commencement de l'intestin grêle. Chez notre
malade ce n'était pas le cas, puisque l'invagination
était située à $0^m,75$ de la valvule iléo-cæcale ; mais
l'absence de météorisme peut s'expliquer aussi par la
perméabilité de l'invagination, qui n'obturait pas complètement au début la lumière de l'intestin et laissait
passer les gaz. Je donne cette explication sous toutes
réserves, n'en trouvant pas de meilleure ; en tout cas,
ce qui ressort de l'examen des symptômes et ce que
je ne saurais trop répéter, c'est que la constatation de
vomissements fécaloïdes doit suffire seule pour faire
le diagnostic d'occlusion intestinale et pour commander la laparotomie immédiate, sans se laisser attarder
par d'autres signes qui sont loin d'avoir la même
valeur.

Quant à la nature de l'obstacle, il était impossible
de songer à une invagination.

D'abord ce n'est pas à soixante-six ans qu'on rencontre en général ce genre d'occlusion. De plus, la
palpation de l'abdomen ne donnait aucun renseignement et, en l'absence de météorisme, il est même
curieux qu'on n'ait pas senti le boudin formé par les
cylindres invaginés, comme je vais le dire, sur une

longueur de $0^m,20$; on n'avait pas non plus constaté de selles sanglantes. A l'âge de notre malade, c'est l'obstruction par néoplasme à laquelle il faut toujours songer; mais elle n'a pas les allures brusques que j'ai décrites plus haut, ou quand elle les présente, c'est après avoir donné déjà les manifestations d'une occlusion intestinale chronique.

Et pourtant il y avait un néoplasme de l'intestin ! Une petite tumeur dure, sphérique, du volume d'une petite noix, siégeait au niveau même du collet du cylindre externe de l'invagination. Elle n'était pas engagée dans le boudin et se trouvait du côté de l'estomac, c'est-à-dire au-dessus de l'obstacle, fait et situation rares ; car, quand elles sont la cause d'une invagination déterminée par leur poids, les tumeurs de l'intestin se trouvent à la partie inférieure et contenues dans l'intérieur de celle-ci. Aussi je n'oserais dire si ce petit néoplasme, qui obturait à peine le calibre du grêle, a été la cause de l'obstacle.

La pièce par ailleurs ne présentait rien de particulier que sa longueur de $0^m,20$, et la désinvagination mit au jour un cylindre interne complètement infiltré de sang et avec des points de gangrène par place.

L'autopsie montra que les sutures avaient bien tenu et ne décela par ailleurs aucune manifestation néoplasique.

CHAPITRE XI

**Il y a occlusion intestinale chez un malade atteint
de hernie inguinale réduite par le taxis.
— Est-ce une réduction en masse? — Il faut opérer.
— C'est un pincement latéral !**

Une observation rare est toujours intéressante, non
pas tant par sa rareté, car le médecin qui la lit aura
peu de chances de se trouver devant un cas pareil,
qu'à cause des aperçus auxquels sa discussion peut
donner lieu et de la difficulté du problème qu'elle présente à résoudre. Aussi je n'hésite pas à retracer
l'observation suivante dans laquelle, m'étant trouvé
en face d'une occlusion intestinale à forme aiguë sur
un homme porteur d'une hernie inguinale réduite par
le taxis, je pratiquai la laparotomie et constatai la
présence d'un pincement latéral, cas exceptionnel.
Voici du reste le résumé des faits :

Je fus appelé auprès d'un malade qui venait d'entrer
à l'hôpital et qui présentait les symptômes suivants :
il vomissait continuellement, et ces vomissements dataient de trois jours; ils étaient bilieux. Le ventre était

ballonné, douloureux à la pression, et les douleurs étaient très vives et mal supportées par le patient, dont l'aspect général, par ailleurs, n'était pas très mauvais. Le pouls était bon, la température à peu près normale, et quoique les souffrances l'empêchassent de répondre d'une façon bien nette aux questions qu'on lui posait, j'appris que les garde-robes et les gaz ne passaient plus, et que c'est pour cela que cet homme s'était fait conduire à l'hôpital. Pourtant par une bizarre coïncidence, pendant que je l'examinai, il eut devant moi une selle copieuse, diarrhéique, mais qui ne parut le soulager nullement.

Le diagnostic d'occlusion intestinale aiguë n'était pas difficile à poser. On ne pouvait, en effet, penser à une pseudo-occlusion causée par une appendicite, par exemple ; car, quoiqu'il semblât que la douleur fût plus forte à droite, elle siégeait juste au-dessus de l'arcade et pas au niveau du point de Mac Burney ; il n'y avait pas de défense des muscles de l'abdomen et pas de température. Une perforation de l'estomac ou du duodénum ne devait pas être prise en considération, car la douleur ne s'était pas immédiatement montrée terrible et dramatique. De plus, les accidents datant de trois jours, j'aurais relevé les symptômes d'une péritonite généralisée qui n'existait pas.

Et pourtant, pourra-t-on m'alléguer, il y avait pseudo-occlusion ; la rétention stercorale n'était pas complète, puisqu'en ma présence le malade avait eu une garde-robe abondante.

Cet argument, qui paraît irréfragable au premier abord, n'est pas exact en réalité. Il faut savoir en effet,

— et je saisis l'occasion d'insister sur ce fait, — que dans beaucoup d'occlusions vraies le malade peut avoir une selle. Ce sont les matières placées entre l'obstacle et l'anus qui sont expulsées : *le malade vide son bout inférieur,* pour me servir d'une expression courante. Cette selle est la plupart du temps de peu d'importance, elle peut même être abondante suivant la plus ou moins grande distance qui sépare l'obstacle du fondement ; mais il ne faut pas se laisser détourner de l'opération par son apparence trompeuse, quand on a reconnu les autres signes de l'occlusion aiguë.

C'était donc bien en face d'une occlusion vraie que je me trouvais, et ici on pouvait encore serrer le diagnostic de plus près en essayant presque d'en déterminer la cause.

Ce n'était pas une invagination ; car la palpation sur un ventre modérément ballonné aurait permis de sentir le fameux boudin classique ; il n'y avait pas eu de selles sanglantes ou muco-sanglantes, et mon malade avait dépassé la trentaine, ce qui n'est plus, en général, l'âge des invaginations.

Ce n'était pas un volvulus ; le signe de Wahl n'existait pas, le ballonnement du ventre n'était pas considérable et le début des accidents n'avait pas été assez dramatique.

Ce n'était pas non plus à une bride ou à une coudure que je pouvais songer, car, quoique répondant mal, le patient me disait n'avoir jamais été gravement malade ; pas d'appendicite, pas de maux de ventre dans son passé.

Fallait-il incriminer un calcul biliaire? Non, certes. Cette forme d'occlusion se rencontre d'habitude chez des personnes ayant dépassé la quarantaine, presque toujours chez des femmes, et la perforation de la vésicule et de l'intestin nécessaire pour laisser passer un gros calcul ne se fait pas sans éprouver sérieusement la malade, qui, plusieurs semaines auparavant, souffre et ne se trouve pas dans son état normal.

Il fallait penser à un étranglement interne et causé probablement par le serrement d'une anse intestinale dans une des nombreuses valvules ou fossettes formées par les replis du péritoine.

J'en étais là de la discussion de ce problème clinique, quand, tout en continuant l'interrogatoire du malade, celui-ci se décida à me donner des renseignements qui éclairèrent le diagnostic d'un jour tout nouveau. Il m'apprit, en effet, qu'il était atteint depuis l'âge de douze ans d'une hernie inguinale droite, côté où la douleur était à son maximum ; qu'il portait un bandage, mais que néanmoins la hernie sortait souvent ; que sa réduction avait été facile jusqu'à il y avait trois jours, moment où à la suite de grands efforts de toux elle sortit sous la pelote du bandage et il ne put la rentrer. Dans la nuit, les nausées et les vomissements commencèrent, puis le cours des matières et des gaz s'arrêta. Devant ces symptômes alarmants, ce pauvre garçon se rendit à pied à la consultation de l'hôpital Saint-Louis ; on lui pratiqua le taxis, la hernie rentra, et dans la journée il rendit quelques gaz par l'anus ; mais les vomissements continuant, il se fit porter le troisième jour à l'hôpital Lariboisière.

Il n'y avait plus à hésiter ; je devais me trouver en présence d'une réduction en masse. Le taxis avait rentré l'intestin dans le sac, et l'étranglement persistait au niveau du collet de ce dernier.

Deux plans opératoires pouvaient être mis en pratique : ou la herniolaparotomie, c'est-à-dire l'incision portant d'abord sur le trajet inguinal et continuée à travers la paroi abdominale, ou la laparotomie sous-ombilicale médiane. Je me décidai immédiatement pour cette dernière ; il fallait opérer vite, en effet, car les vomissements dataient de la réduction par le taxis, et ce dernier ayant eu lieu il y avait trois jours, les lésions intestinales devaient être déjà très avancées.

La laparotomie me parut plus rapide et elle parait à toutes les éventualités dans le cas, improbable du reste, où ce n'eût pas été une réduction en masse qui eût été la cause de l'étranglement. Je n'ai pas eu à me repentir de cette manière de faire, car j'ai pu mener ainsi à bien mon opération en moins de vingt minutes.

C'est du reste une voie adoptée par quelques chirurgiens, notamment par un chirurgien américain, Penrose, qui, dans un cas où l'on sentait même une tumeur de la grosseur d'un œuf de pigeon au niveau de l'orifice inguinal superficiel, pratiqua la laparotomie (*The Medical News,* 9 novembre 1889). J'en trouve un autre exemple dans un numéro de la *Médecine moderne,* 8 juin 1895. A l'hôpital Saint-Mary's, de Londres, M. Edmund Owen opéra une femme qui venait d'être admise, atteinte d'obstruction intestinale aiguë. Cette malade avait depuis plusieurs années une hernie inguinale à droite, hernie qui en tout temps s'était toujours réduite facilement. Cinq jours avant son admission, la hernie était descendue et n'avait pu être rentrée qu'en employant la violence. Deux jours après les vomissements étaient survenus et continuaient d'une façon opiniâtre. Le canal inguinal était large, mais vide. On pensa que le sac avait été rentré dans l'abdomen sans réduction de l'intestin, quoiqu'on ne découvrît rien par un examen externe. Comme ce diagnostic était un peu incertain, M. Owen ouvrit l'abdomen au milieu plutôt que dans la région inguinale, et il trouva une anse d'intestin grêle étranglé dans le sac et repoussé dans le ventre. Il leva l'étranglement ; mais l'anse était gangrenée, il dut pratiquer une entérectomie. Il joignit ensuite les deux bouts avec un bouton de Murphy, mais la malade mourut.

Cette observation est en quelque sorte calquée sur la mienne, car dans mon cas l'exploration du canal inguinal le montrait absolument libre et ne permettait pas de sentir la moindre tuméfaction sur le trajet ni à l'extrémité péritonéale du canal inguinal ; mais, comme on va le voir, le dénoûment ne fut pas le même : mon malade heureusement guérit rapidement, car je me trouvai en face d'un genre d'étranglement moins grave, quoique beaucoup plus rare.

Je pratiquai donc une laparotomie médiane sous-ombilicale, et, introduisant la main dans l'abdomen, je la dirigeai immédiatement vers l'orifice profond du trajet inguinal.

Je constatai qu'une anse de l'intestin grêle adhérait au niveau de cet orifice. Avec beaucoup de précaution et de douceur, je fis une traction sur cette anse qui

céda, vint à moi, et la réduction se fit ainsi très facilement. J'attirai l'anse intestinale au dehors, et je constatai qu'une partie seule du calibre de l'intestin avait
subi un étranglement, étranglement qu'on pouvait
comparer à une ampoule analogue à celle qu'on trouve

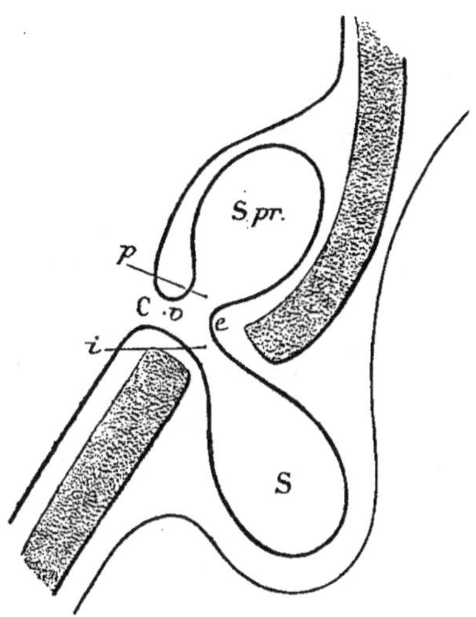

Fig. 2. — *s*, sac. — *Spr*, sac propéritonéal. — *Cv*, collet commun. —
e, éperon. — *i*, ouverture du sac inguinal scrotal. — *p*, ouverture
du sac propéritonéal. — *v*, vestibule.

à l'extrémité de certains tubes d'expérience pour
l'analyse des urines. Cette ampoule n'était pas gangrenée ; l'anse intestinale n'était que congestionnée,
ce qui me permit de la réduire après l'avoir désin-
fectée et avoir effondré le petit cul-de-sac, siège de
l'étranglement.

Je refermai le ventre après avoir établi un drainage,
et là se borna mon intervention, incomplète peut-être,

puisque je n'avais pas pratiqué la cure radicale ; mais c'était la nuit, le malade était assez affaissé, et j'estimai que dans son intérêt il était préférable que je ne satisfasse pas ma curiosité en m'abstenant d'explorer le siège de l'étranglement.

Je devais lui proposer plus tard la cure radicale qu'il refusa du reste.

Après la laparotomie et après avoir reconnu le siège et la nature de l'étranglement, il est permis de rectifier le diagnostic. Ce n'était pas une réduction en masse qui avait produit les accidents, car je n'avais pas constaté la tumeur qui aurait été formée par le sac contenant l'intestin étranglé ; c'était ce qu'on appelle un pincement latéral, forme particulière d'étranglement assez commune dans la hernie crurale, mais relativement rare dans la hernie inguinale, comme je le dirai tout à l'heure.

Comment maintenant expliquer ce pincement latéral produit par un taxis un peu trop énergique ? Il me semble qu'on ne peut comprendre la succession des faits que de la façon suivante. La hernie inguinale était irréductible ; mais cette irréductibilité, produite probablement par de la péritonite herniaire, datait seulement de quelques heures ; des manipulations un peu violentes parvinrent à rentrer l'intestin, mais la force employée engagea une anse de celui-ci dans un diverticule propéritonéal préformé, ou bien encore détermina la formation de ce diverticule, et c'est au collet de ce diverticule que se produisit le pincement latéral. J'ai du reste parfaitement senti que j'effondrais avec mon doigt ce petit diverticule.

Germa (thèse de Montpellier, 1887) émet une autre opinion. Il pense que le pincement latéral peut être consécutif à l'étranglement d'une anse totale ; il est dû alors à une réduction incomplète par le taxis.

Il faudrait admettre, dans ce cas, une élasticité considérable de l'anneau distendu, et on a peine à comprendre comment, après avoir laissé passer tout le contenu de la hernie sans l'étrangler, il n'arrête qu'un petit segment de l'intestin.

Quoi qu'il en soit, le pincement latéral détermine bientôt, comme on le sait, la gangrène totale de la partie étranglée et produit alors des accidents mortels. Mais cette gangrène serait moins rapide dans le pincement latéral de la hernie crurale. En relevant les chiffres donnés par Adam (*Du pincement latéral de l'intestin*. Paris, 1895), je trouve en effet que sur 20 pincements latéraux dans des variétés de hernie inguinale il n'y eut que 7 morts. Cette proportion est beaucoup plus faible que celle donnée par le pincement latéral dans la hernie crurale (55 morts sur 98 cas).

Enfin, pour donner une idée de la rareté relative du pincement latéral dans la hernie inguinale, je citerai encore en terminant les chiffres d'Adam, qui donne sur un ensemble de 119 cas de cette variété d'étranglement 20 faits ayant trait à la hernie inguinale. A ces 20 cas, il faut, bien entendu, ajouter celui que je viens de citer.

Problèmes cliniques.

CHAPITRE XII

Il y a infection localisée. —
Ce n'est pas le rein; ce n'est pas le foie; c'est
la vésicule biliaire. — Il faut opérer.

De tous les problèmes cliniques qu'on est appelé à résoudre, celui dont les données ont pour base les symptômes recueillis dans l'hypocondre droit est certainement un des plus difficiles et des plus délicats.

Dans ce flanc droit, en effet, se trouvent le rein, le foie et la vésicule biliaire, qui, par leurs rapports communs, donnent lieu à des signes qui peuvent également se rapporter à l'un ou à l'autre, surtout quand une infection, quand une inflammation de l'un d'eux s'est propagée aux parties voisines, et a converti en une masse ces différents organes qui, en apparence, semblent alors ne plus former qu'un tout.

L'observation suivante va me servir à démontrer comment on peut arriver à écarter successivement le rein, le foie, pour localiser l'infection dans la vésicule biliaire.

Il s'agit d'une femme entrée dans mon service le

12 septembre 1902. Elle présentait des douleurs spontanées siégeant dans l'hypocondre droit. La palpation faisait reconnaître une grosse masse située au-dessous des fausses côtes et douloureuse à la pression. De plus, le palper bimanuel avec une main placée dans la région lombaire et l'autre appliquée à plat en avant faisait reconnaître le symptôme dit du *ballottement rénal*. Comme on le voit, tous ces symptômes pouvaient s'appliquer au rein, au foie ou à la vésicule. Il y avait même de la fièvre, 38°3 et 38°5 le soir, et, quelques jours avant que je l'opère, des vomissements presque quotidiens.

Y avait-il du pus? On pouvait répondre non catégoriquement; car l'écart de la température du matin et de celle du soir n'était jamais d'un degré, et par moment le thermomètre ne dépassait pas 37°5 le soir.

J'avais aussi écarté toute espèce d'idée d'appendicite à cause de la liberté de la fosse iliaque droite, à cause de la localisation élevée des signes cliniques et surtout parce que les symptômes recueillis attiraient plutôt mon attention du côté du foie, et pourtant il y avait de la constipation et des vomissements.

Le rein ne me paraissait pas être en jeu, et pourtant il y avait du *ballottement rénal,* signe qu'on a donné comme classique d'une augmentation de volume de cet organe; mais j'ai déjà ailleurs, avec beaucoup d'autres, insisté sur ce point : dans les affections vésiculaires, dans les colécystites avec péricystites, il existe constamment du ballottement rénal. Du reste, la fosse lombaire était absolument indolore, n'avait pas changé de forme et se laissait facilement déprimer.

D'un autre côté, les urines plaidaient surtout en faveur d'une lésion hépatique. Leur quantité était un peu diminuée, 1 litre à 1 litre 1/2 par jour; elles étaient très foncées, sédimenteuses, montraient bien, il est vrai, des traces sensibles d'albumine, mais seulement des traces, et aussi contenaient des quantités évidentes de *pigments biliaires*.

Dans son passé, le malade avait présenté des crises de colique hépatique. Elle avait eu trois enfants morts en bas âge, et la première colique datait de la première grossesse. Une nouvelle crise était apparue après le troisième enfant, et depuis lors elle était prise de douleurs du côté du foie à peu près tous les trois ans, et elle était âgée de quarante-cinq ans.

La dernière colique avait été particulièrement violente et longue, datait de quelques mois seulement, et à l'heure actuelle, depuis de longs jours, elle souffrait continuellement de l'hypocondre droit avec de temps en temps des poussées plus douloureuses.

Elle n'avait jamais présenté d'ictère à proprement parler, mais avait pourtant un teint olivâtre. Les selles n'avaient jamais été décolorées.

Ce passé hépatique attirait mon attention du côté de la vésicule biliaire. La palpation de la région montrait bien une altération du foie, mais pas de signes vésiculaires.

Le palper faisait sentir un foie débordant les fausses côtes de quatre travers de doigt. La surface explorée était lisse et régulière, uniformément douloureuse à la pression, mais pas plus au niveau de la vésicule biliaire qu'ailleurs. A la place même où aurait dû se trouver le réservoir de la bile sur un foie abaissé, on ne sentait aucune saillie, aucune tuméfaction anormale.

Je n'ai pas pratiqué le palper de la vésicule, la malade étant debout; pourtant il faut le faire, et voici comment on doit procéder. Le clinicien se place à droite de la malade qui est debout; celle-ci respire normalement, la bouche ouverte. La paume de la main gauche doit être posée sur la région lombaire, les extrémités des doigts dirigés vers le rachis. La main droite est ensuite placée en avant, son bord externe à 2 centimètres environ de la ligne blanche sus-ombilicale, les extrémités des doigts dirigés en haut et un peu en dehors. La main gauche cherche alors, par une pression énergique et continue, à pousser la région lombaire en avant, tandis que la main droite agit en sens opposé et pénètre un peu plus profondément en profitant de chaque expiration et en faisant des pressions de bas en haut.

De cette façon, les organes sont immobilisés et la vésicule biliaire devient sensible à la palpation dans certaines de ses modalités pathologiques.

Chez ma malade elle était absolument impossible à déceler, et pourtant l'amaigrissement était notable et la paroi abdominale n'était ni résistante ni tendue.

Devant ces signes, qui étaient fort vagues, j'étais assez embarrassé. On ne sentait pas la vésicule biliaire, c'est vrai; mais on sait que dans la cystite calculeuse, la vésicule peut être ratatinée et cachée sous le foie. Il y avait de la douleur, c'est vrai; mais pas localisée à la vésicule, s'étendant à toute la surface du foie qui débordait les fausses côtes. Il y avait un foie très hypertrophié, c'est vrai ; mais cette hypertrophie peut se rencontrer dans la cystite calculeuse.

La température n'était pas non plus très élevée, et tous ces symptômes cadraient avec la possibilité d'une cirrhose hypertrophique du foie. Aussi, avant de décider l'intervention, j'adressai ma malade à un de mes anciens internes assistant dans un des services de Paris où on s'occupe spécialement des maladies hépatiques. Ma malade me revint avec le diagnostic de *syphilis du foie*.

Comme on le voit, le problème clinique n'était pas facile à résoudre. Il faut dire que l'étude des commémoratifs apprenait que, vers l'âge de trente ans, la patiente avait eu un bouton sur la grande lèvre et que le traitement spécifique l'avait fait disparaître en quinze jours. Je dois avouer que pas un moment je n'avais songé à la syphilis, et, malgré l'étonnement que me produisit ce nouveau diagnostic, je mis la malade au traitement mixte pendant dix jours.

Le mercure et l'iodure de potassium ne produisirent aucun effet, si ce n'est de fatiguer la malade, et je dus interrompre l'administration de ces médicaments.

J'adressai alors cette pauvre femme à mon collègue M. Gombault, qui, d'abord, constata qu'il n'y avait rien du côté des poumons, ni du côté des plèvres, ce qui me rassura au point de vue d'une intervention, car elle toussait depuis plusieurs mois ; il inclinait, lui, pour le diagnostic de *cholécystite calculeuse*.

Je songeai bien un moment à l'application des rayons X, mais on sait que, suivant leur minéralisation, les calculs sont plus ou moins apparents, que, par conséquent, une vésicule peut en renfermer et ne rien donner à l'écran; du reste, on compte les observations, comme celle de mon collègue Mauclaire, dans laquelle la radiographie a permis de déceler un calcul biliaire, et encore ce calcul avait-il perforé la

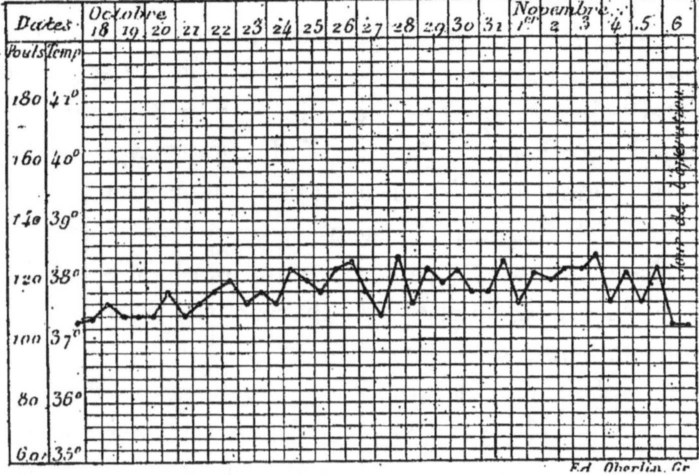

Fig. 3.

vésicule, passé dans l'intestin où il déterminait une obstruction intestinale.

J'avais bien fait d'attendre, car, à partir du 22 septembre, c'est-à-dire dix jours après l'entrée de la malade dans mon service, la température, qui était restée stationnaire matin et soir à 37°7, commença à monter le soir au-dessus de 38°, pour redescendre chaque matin à 37°6. La fièvre s'accentuait donc et nous montrait alors bien clairement que nous avions affaire à une infection, quand, jusqu'alors, on pouvait avoir des doutes sur une affection inflammatoire. Le diagnostic de *cholécystite calculeuse* s'imposait de plus en plus et j'intervins le 8 octobre.

Je fis donc une laparotomie sus-ombilicale latérale, c'est-à-dire sur le bord externe du muscle grand droit (côté droit). Cette incision devait me faire tomber directement sur la vésicule; mais le foie était hypertrophié, et c'est sur sa face supérieure que j'arrivai tout d'abord : elle était rouge, congestionnée, mais parfaitement lisse. Le foie relevé, j'arrivai sur une zone de périhépatite formée d'adhérences épiploïques qui soudaient tous les organes pour les faire ne former qu'un gros magma, et à la place où devait se trouver la vésicule, je ne rencontrai qu'une masse d'épiploïte.

Je me mis à détruire les adhérences, à écarter l'épiploon enflammé, et j'arrivai bientôt à une petite vésicule cachée sous le foie qui la débordait, ratatinée et à parois très épaissies. La loi de Courvoisier n'était donc pas ici en défaut. On sait, en effet, que quand elle contient des calculs, la vésicule est, en général, atrophiée. La palpation me fit, en effet, nettement sentir la présence de calculs, et l'exploration du cystique me montra qu'il devait être libre.

J'incisai la vésicule, la fixai à la paroi, et je pus immédiatement extraire treize calculs biliaires à facettes, accolés les uns contre les autres sans l'intermédiaire d'un liquide quelconque. Cela fait, j'explorai l'abouchement de la vésicule dans le canal cystique avec une sonde cannelée, sans avoir la sensation qu'un calcul enchatonné en fermât la communication, et pourtant la bile ne s'écoulait pas.

Je me contentai alors de drainer la vésicule, et je fermai la plaie abdominale. Par la suite, tout se passa normalement, sauf un peu de congestion pulmonaire qui n'a pas lieu d'étonner chez une malade prédisposée à la toux. Ce n'est que le 13 octobre que l'écoulement de la bile se manifesta dans le pansement. Avec l'écoulement de cette bile, les voies biliaires se désinfectèrent et la température redevint normale.

Cet écoulement dura jusqu'en décembre, en diminuant de plus en plus, et le 10 de ce mois la malade sortit de l'hôpital avec un petit trajet fistuleux qui dut se fermer rapidement, car, malgré ma recommandation, elle ne revint jamais me voir.

Et voilà comment, en suivant et en surveillant une malade quelque temps, sans se hâter de faire la cœliotomie, on peut acquérir des notions qui permettent d'opérer avec un diagnostic aussi ferme que peut l'être un diagnostic dans ce Protée qu'est un abdomen.

CHAPITRE XIII

On sent une tumeur dans la région de la vésicule du foie,
avec crises douloureuses, fièvre,
retentissement péritonéal et pas d'ictère.
C'est une lithiase vésiculaire. Faut-il pratiquer
la cholécystectomie ?

Les cas de lithiase biliaire superficielle dans lesquels
la vésicule seule est atteinte sont relativement assez
rares ; le diagnostic peut être délicat et on a beaucoup
discuté sur la thérapeutique à instituer en pareille
occurrence. Aussi me paraît-il intéressant de relater
une observation dans laquelle j'ai été amené à pratiquer la cholécystectomie.

Il s'agit d'une femme de trente-sept ans, entrée le
24 juin 1904, salle Richard Wallace, dans mon service de l'hôpital Tenon, et se plaignant de douleurs
abdominales très violentes.

Avant de décrire avec détails les symptômes qu'elle
présentait à son arrivée, il est nécessaire de parler de
son passé pathologique du reste peu chargé.

Elle a eu deux grossesses, dont la première remonte

à dix ans, et la seconde à quatre, dans de bonnes conditions du reste, et a toujours été bien portante jusqu'en 1904. En avril de cette même année, elle fut prise de crises très douloureuses ayant les caractères de coliques hépatiques. Brusquement, en effet, elle fut atteinte de douleurs très vives dans l'hypocondre droit, accompagnées de malaises et de vomissements alimentaires, mais sans la moindre coloration de la peau, sans la moindre trace d'ictère. Un médecin dut être appelé, qui constata une tuméfaction notable dans la région de la vésicule.

Cette crise dura quatre jours et garda la malade au lit pendant une semaine, puis tout rentra dans l'ordre.

Au mois de juin, nouvelle apparition de douleurs semblables à celles du mois d'avril, mais cette fois avec des symptômes plus graves. Les vomissements sont plus fréquents; la réaction péritonéale est plus marquée; le ventre est tendu, douloureux; on fait le diagnostic de coliques hépatiques, mais on recherche vainement la présence d'un calcul dans les garde-robes.

La malade est traitée par l'immobilisation au lit, l'application d'une vessie de glace sur la partie douloureuse. Les phénomènes s'amendent et elle entre alors à l'hôpital Tenon; mais j'insiste encore sur ce point : à aucun moment il n'y a eu la moindre teinte ictérique des téguments.

Au moment où je l'examine, l'abdomen est déjà un peu distendu; il est indolore, sauf au niveau de la vésicule, où la moindre pression fait souffrir la malade.

La percussion et la palpation permettent de reconnaître que le foie n'est pas augmenté de volume; mais dans la région de la vésicule biliaire on trouve une tumeur globuleuse qu'on délimite facilement, et qui a le volume d'une grosse orange. Cette tumeur est lisse, douloureuse à la pression, comme je viens de le dire, et présente une certaine mobilité. Il n'existe ni sur la peau, ni sur les muqueuses, ni sur les cornées la moindre trace subictérique. La température est de 38° et de quelques dixièmes.

Je ne m'étendrai pas sur le diagnostic de tuméfaction de la vésicule biliaire. On est absolument dans sa région, on sent sa continuité avec le bord du foie, on la délimite, et il n'y a pas la moindre confusion possible avec une tumeur du rein, du pylore ou de tout autre organe.

Je prescris le repos, la glace sur le ventre, et les symptômes de réaction péritonéale ne tardent pas à s'amender. La température redevient normale, et, de plus, les pressions faites à son niveau ne sont plus douloureuses.

Le diagnostic de cholécystite aiguë était, comme on le voit, facile à poser : gonflement de la vésicule, péricholécystite concomitante avec réaction sur le péritoine se traduisant par des vomissements, élévation thermique, tout concordait à me montrer une vésicule subissant pour la deuxième fois une poussée inflammatoire.

Mais par quoi pouvait bien être produite cette infection vésiculaire? La réponse à cette question s'imposait : des calculs seuls devaient être rendus responsables des méfaits que je viens d'énumérer, et cette lithiase était affirmée par la nature des douleurs qui simulaient de véritables coliques hépatiques.

A côté, en effet, des coliques produites par le passage d'un calcul dans les voies biliaires, il existe un autre mécanisme de crises douloureuses qui simulent, à s'y méprendre, les véritables coliques hépatiques.

Ces crises sont produites par la cholécystite. Cette dernière, comme je l'ai dit tout à l'heure, si elle est un peu intense, retentit sur le péritoine et donne lieu à de la péricholécystite. Celle-ci à son tour détermine des adhérences de la vésicule avec l'épiploon, le côlon transverse, le pylore, le duodénum, comme il est facile de s'en rendre compte quand on opère un lithiasique. Toutes ces adhérences produisent à un moment donné des tiraillements qui, joints à la douleur provenant de l'inflammation péritonéale, donnent naissance aux crises douloureuses qui sont confondues avec les coliques hépatiques vraies.

D'après Riedel même, le passage des calculs dans les canaux excréteurs du foie, n'aurait qu'un rôle tout à fait secondaire, et ce serait à la cholécystite qu'il faudrait rapporter la cause de la colique hépatique.

C'est là évidemment une opinion beaucoup trop absolue, et les Allemands qui soutiennent cette pathogénie, tels que Riedel, Kehr, Naunyn, sont allés trop loin; car, les médecins le savent bien, on ne compte plus les cas dans lesquels la présence du calcul a été reconnue dans les garde-robes. Il faut cependant admettre, à côté des coliques produites par la migration d'un calcul, celles occasionnées par l'inflammation de la vésicule, et l'observation que j'ai citée plus haut en est une preuve, avec beaucoup d'autres, comme l'opération l'a démontré.

Ces poussées de cholécystite déterminent dans certains cas des hydropisies de la vésicule, qui sont susceptibles d'augmenter sous l'influence d'une poussée inflammatoire pour diminuer ensuite, comme chez notre malade.

Dans d'autres cas, au contraire, elles s'établissent à l'état chronique et donnent lieu à ces énormes tumeurs vésiculaires qui peuvent en imposer pour des kystes de l'ovaire.

Ces augmentations du volume de la vésicule sont les grandes exceptions dans la lithiase biliaire, car il ne faut pas oublier la loi de Courvoisier qui dit que la vésicule remplie de calculs se ratatine, se recroqueville sur eux et subit un processus atrophique qui la fait pour ainsi dire disparaître sous le foie, enfoncée dans les adhérences qu'elle a contractées avec les organes voisins.

La question de l'ictère a aussi son importance. Il peut très bien ne pas exister, comme dans l'observation ci-jointe, ce qui s'explique facilement, puisqu'il n'y a pas migration du calcul, par conséquent pas d'obstacle au cours de la bile, rétention de cette dernière et absorption par le torrent circulatoire.

Tout ce que je viens de dire m'avait permis de poser chez ma malade un diagnostic qui s'est réalisé. Les douleurs, la tuméfaction passagère, la température, l'absence d'ictère, devaient faire conclure à une vésicule malade, contenant des calculs et sans retentissement sur les canaux excréteurs du foie.

Quelle était la conduite à tenir? Il n'y avait qu'à supprimer la cause des poussées inflammatoires, et pour cela extirper la vésicule et son contenu. La cholécystostomie avec ablation des cholélytes aurait exposé à une fistule biliaire toujours longue à guérir et n'aurait, en conservant la vésicule susceptible de refaire des calculs, pas certainement mis la malade à l'abri de nouveaux accidents. La cholécystectomie s'imposait donc.

Elle fut pratiquée le 10 juillet après refroidissement complet des symptômes inflammatoires, et voici ce que je trouvai : une vésicule entourée d'adhérences assez faciles à libérer, très augmentée de volume et attenant au foie sur une large étendue. La désinsertion de cette vésicule fut assez délicate et donna lieu à un suintement sanglant abondant. Quand la tumeur vésiculaire fut bien libérée, je plaçai une ligature sur le pédicule cystique, liant l'artère en même temps que le canal du même nom, je l'enlevai sans l'ouvrir et je refermai le ventre en le drainant.

Cette vésicule contenait un liquide filant, verdâtre et muqueux, n'ayant nullement les qualités de la bile et de plus deux volumineux calculs sans facette, régulièrement sphériques et ayant les dimensions d'une bille ordinaire. Ces calculs étaient libres dans la vésicule, et le canal cystique était fermé par une coudure qui empêchait toute communication de ce réservoir avec les canaux excréteurs de la bile.

Comme on le voit, l'extirpation de la vésicule était

la seule chose à faire. Les suites de cette opération furent du reste des plus simples, sauf un petit écoulement biliaire provenant de la plaie du foie produite par la désinsertion de la vésicule. Le 16 août, la malade sortait parfaitement guérie de l'hôpital Tenon.

CHAPITRE XIV

**Il y a une tumeur de consistance dure au niveau
du siège de la vésicule biliaire. —
Est-ce un néoplasme ou une cholécystite? —
Il faut opérer.**

Comment ne pas être embarrassé pour faire un diagnostic à travers une paroi abdominale, quand, le ventre ouvert et les pièces en main, on hésite encore et on est obligé d'attendre l'examen microscopique pour savoir d'une façon certaine si on a eu affaire à un néoplasme ou à une tumeur inflammatoire? C'est ce qui m'est arrivé après laparotomie pour une affection de la vésicule biliaire chez une femme, dont voici la courte observation :

Elle avait quarante-sept ans, quand le 10 janvier 1905 elle entra à l'hôpital Tenon dans le service de mon collègue et ami Launois; mais c'est en novembre 1904 qu'elle ressentit les premiers symptômes de sa maladie. Elle fut prise brusquement, à cette époque, d'un ictère assez intense qu'elle attribua à la frayeur causée par la chute de son jeune enfant qui saigna abondamment. De la douleur et de violents frissons se montrèrent, accompagnés de vomissements bilieux, de fièvre et de selles noirâtres. Le repos, des purgatifs améliorèrent lentement sa situation, et un mois après elle put reprendre ses occupations non sans fatigue et toujours avec un peu de subictère.

Le 8 janvier 1905, la même scène se reproduisit, mais sans aucune raison apparente cette fois. Les mêmes frissons, le même ictère rapide, les mêmes vomissements bilieux, les mêmes selles noirâtres se montrèrent avec la même intensité, et la malade vint à l'hôpital Tenon, où, dans le service de Launois, on constata tous ces symptômes le 10 janvier, avec une température oscillant entre 38 et 39 degrés.

Le 17 du même mois, la malade fut passée dans mon service, et je constatai les signes suivants : les vomissements moins nombreux persistaient cependant, l'ictère n'était pour ainsi dire plus apparent, la diarrhée avait cessé, le thermomètre marquait 38 degrés et la malade ne souffrait plus du côté.

A la palpation, on percevait nettement au-dessous des fausses côtes, au siège de la vésicule, une tuméfaction dure, irrégulière, légèrement douloureuse à la pression. Le palper bi-manuel donnait la sensation de ce qu'on a appelé le ballottement rénal, mais permettait de reconnaître que la fosse lombaire était libre et que c'était en avant que siégeait la tuméfaction. Les urines contenaient encore un peu de pigment biliaire, mais en petite quantité.

L'état général était mauvais. Cette femme avait beaucoup maigri, s'alimentait difficilement et réclamait une intervention.

Ici l'indication opératoire était bien nette; il existait certainement une affection de la vésicule biliaire compliquée de poussées d'angiocholites. Il fallait donc faire un drainage hépatique et supprimer la cause des accidents. Mais si l'indication d'opérer était nette, le diagnostic n'était pas très ferme.

Certes le siège de la tuméfaction, siège nettement vésiculaire, ne permettait pas la discussion d'une affection dans laquelle le foie seul aurait été atteint. De plus, les poussées d'ictère, les vomissements, les douleurs devaient faire penser à une cholécystite d'origine calculeuse; enfin l'élévation de la température, les frissons indiquaient nettement des complications d'angiocholite. Mais d'un autre côté cette tuméfaction était-elle due à de la péricholécystite ou fallait-il songer à un néoplasme de la vésicule chez une femme âgée de quarante-sept ans, très amaigrie, et ayant une teinte subictérique de la peau qui pouvait être confondue avec la coloration jaune-paille? On pouvait discuter cette opinion, puisque, même la vésicule ouverte, je me suis demandé si je n'avais pas affaire à un cancer; mais je posai néanmoins le diagnostic de cholécystite calculeuse avec péricholécystite et angiocholite, et j'intervins le 23 janvier.

Je pratiquai une longue incision sur le bord externe du foie et je me trouvai immédiatement en présence d'une masse dure, irrégulière, bosselée, adhérant à la vésicule, au pylore et à l'angle côlique. Je libérai les adhérences avec assez de difficultés et je pus alors mobiliser jusqu'à un certain point une masse qui fai-

sait corps avec le côlon, l'estomac et le fond de la
vésicule, masse tellement dure et tellement homogène
que je crus un moment avoir affaire à un néoplasme.
Je dégageai cependant cette masse et parvins à libérer
ses attaches au pylore, à l'angle côlique, et je pus me
rendre compte alors que son point de départ était nettement la base de la vésicule. Je réséquai une partie
de la vésicule qui contenait deux calculs à facettes du
volume d'une petite bille, et fixai ce qui restait de la
vésicule à la paroi et à la peau.

La bile sortait en abondance et le pansement dut
être changé deux fois par vingt-quatre heures pendant
les premiers jours.

Les suites furent du reste très simples. La température tomba, les selles devinrent normales et colorées,
et la malade put sortir de l'hôpital le 23 avril en bon
état, mais avec une fistule persistante.

Je revis cette malade en décembre de la même année :
l'écoulement biliaire avait diminué, mais la fistule persistait encore, avec un très bon état général du reste.

Comme on le voit, dans cette intervention je me
suis contenté de réséquer une partie de la vésicule et
d'aboucher ce qui en restait à la peau ; eût-il été
préférable de l'extirper en totalité après avoir fait une
ligature sur le cystique ? Je ne le pense pas ; j'avais
affaire à un foie infecté et le drainage indirect du
système biliaire s'imposait.

Devant la persistance de la fistule biliaire, je me
suis demandé s'il n'y avait pas un calcul dans le canal
cholédoque bouchant incomplètement ce dernier, mais

l'obstruant suffisamment pour empêcher la bile de reprendre son cours normal.

Je n'ai pas exploré le canal cholédoque pendant mon intervention, et cela à cause du mauvais état général de ma malade, qui ne me permettait pas de prolonger une opération qui avait déjà duré un peu plus d'une heure; il eût été avantageux de le faire dans des circonstances meilleures.

Quant au drainage de l'hépatique ou du cholédoque, il eût été nécessaire de l'établir si j'avais pratiqué la cholécystectomie; mais les raisons que je viens d'indiquer, tirées de la faiblesse de la malade, m'empêchaient la recherche toujours longue au milieu des adhérences qui avaient fait disparaître tout rapport anatomique.

CHAPITRE XV

Il y a rétention biliaire complète. — Est-ce un calcul du canal cholédoque? — Est-ce un cancer de la tête du pancréas? — Il faut opérer.

La retentissante et inutile opération[1] qui a précipité dans le tombeau un homme qui parlait peu, mais qui a fait beaucoup parler de lui, donne de l'intérêt à cette question si délicate de l'intervention chirurgicale dans les cas de rétention biliaire. Rien n'est en effet plus difficile que de diagnostiquer la cause de cet arrêt complet de la bile, et rien de plus ardu parfois à résoudre que le problème de savoir s'il y a un calcul arrêté dans le cholédoque ou si le malade est atteint d'un cancer de la tête du pancréas.

La chirurgie ne peut intervenir avec raison que lorsqu'il y a un obstacle mécanique. Il faut donc d'abord éliminer toutes les causes d'ictère chronique

---

[1] Sur l'opération que j'ai pratiquée sur M. Waldeck-Rousseau, par M. H. KEHR, *Semaine méd.*, 31 août 1904; — *Deuts. med. Wochens.*, 25 août 1904.

tenant à une maladie hépatique, telle que la cirrhose biliaire par exemple. C'est ainsi que dernièrement j'ai exploré une femme atteinte de rétention biliaire ancienne et qui m'avait été adressée par un de mes confrères comme ayant probablement une lithiase cystocholédocienne; la laparotomie m'a montré la perméabilité des voies biliaires et un foie hypertrophié, couleur ardoise, déformé, atteint de cirrhose porto-biliaire. On voit, par cet exemple, combien souvent ces diagnostics sont difficiles, et, pour ma part, j'estime que le chirurgien n'est pas, de par son éducation clinique, encore en mesure de le faire. C'est donc au médecin de décider si la rétention biliaire est de cause mécanique ou non, c'est-à-dire susceptible ou non de donner lieu à une intervention.

Cette décision est parfois délicate, et beaucoup de médecins mettent peut-être trop de temps à la prendre; car il ne faut pas oublier qu'un foie en rétention biliaire voit bien vite ses cellules s'altérer et ses fonctions très compromises. Aussi je ne partage pas pour ma part l'opinion de Naunyn qui pense qu'on ne peut parler d'occlusion chronique permanente avant une année écoulée.

Le diagnostic d'obstacle du côté du cholédoque doit être posé bien avant un aussi long terme, sous peine d'amener à l'opération un malade peu en état de la supporter.

Lorsque le chirurgien a à établir son plan opératoire, le problème clinique se réduit donc pour lui à savoir si l'occlusion chronique est causée : 1° par une tumeur du cholédoque, du pancréas ou du duodénum;

2° par un calcul du canal cholédoque; 3° par des adhérences; 4° par une pancréatite chronique.

Les tumeurs du cholédoque et du duodénum sont relativement rares; la pancréatite chronique le serait moins; mais ces différentes variétés de rétention biliaire par compression du cholédoque donnent lieu aux mêmes symptômes que le cancer beaucoup plus fréquent de la tête du pancréas; ce qui sera dit pour l'un peut donc s'appliquer à l'autre. Les adhérences qui coudent ou enserrent le cholédoque sont en général sous la dépendance d'une autre affection, comme la lithiase ou un néoplasme quelconque, et c'est de ce côté que se porte l'intérêt de l'examen.

Reste donc le calcul du cholédoque et le cancer de la tête du pancréas : c'est là le *gros diagnostic* à faire, et il est souvent des plus difficiles, parfois même impossible.

On peut m'objecter qu'il a peu d'intérêt, puisque dans un cas comme dans l'autre il faut y aller voir; c'est vrai, mais à côté du diagnostic il y a le pronostic qu'on est appelé à poser et qui est bien différent, on ne le sait que trop, puisque suivant ce que la laparotomie aura montré, c'est le salut ou la mort à brève échéance; et enfin on doit, autant que possible, réunir tous les éléments cliniques qui permettent de donner une direction à l'opération.

Quels sont donc les signes qui peuvent faire distinguer une rétention biliaire causée par un calcul de celle causée par un cancer de la tête du pancréas?

Dans le calcul du canal cholédoque le début de l'ictère serait plus souvent brusque, cet ictère aurait une intensité variable se manifestant par des colorations plus ou moins teintées de la peau. Cette coloration serait plutôt jaune foncé que *vert bronze*, cette dernière étant plutôt observée dans le cancer de la tête du pancréas. La décoloration des selles serait plutôt variable dans le calcul. Enfin la durée de cet ictère serait plus longue chez un calculeux, quoiqu'on puisse voir, d'après Kehr, des cancers du pancréas se prolonger deux ans.

La constatation de coliques hépatiques bien nettes dans le passé du malade a une grosse importance, mais malheureusement on a signalé la présence de calculs dans les voies biliaires n'ayant jamais donné lieu à la moindre colique; c'est néanmoins l'exception.

L'étude de la température a aussi son intérêt ; elle coïncide avec des accès fébriles qui eux, en général, accompagnent les poussées d'ictère. On constate donc dans le calcul du cholédoque une espèce de triade symptomatique se traduisant par de violents accès fébriles, intermittents, accompagnés d'ictère, mais en général sans douleurs.

En faveur du néoplasme de la tête du pancréas, il y a encore l'état cachectique du malade, l'intensité de l'ictère, comme je l'ai signalé ; plus tard l'ascite quand elle existe et enfin la marche de la température ; cette dernière a une certaine importance, elle se rencontre plus souvent chez les calculeux qui sont des infectés, apparaissant par accès, tandis qu'elle est exceptionnelle chez les néoplasiques.

Reste encore la loi à laquelle on a donné le nom de loi de Courvoisier-Terrier et qui est la suivante : Dans la lithiase cholédocienne qui s'accompagne presque toujours de lithiase vésiculaire, la vésicule est rétractée, revenue sur elle-même ; elle est par conséquent impossible à sentir. Dans la compression du cholédoque par un cancer de la tête du pancréas, la vésicule est au contraire dilatée ; si donc un palper attentif et soigné de la paroi abdominale fait sentir une tumeur biliaire, il y aura les plus grandes chances pour qu'on ait affaire à un néoplasme. Je dis : il y a les plus grandes chances ; car ici comme presque toujours, en clinique, il y a des exceptions.

Comme on le voit, tous ces symptômes sont bien loin d'être, je ne dirai pas pathognomoniques, mais suffisants pour donner un peu de certitude au diagnostic, pour cette raison qu'ils peuvent se rencontrer dans les deux affections. Et cependant on a voulu aller plus loin et préciser le siège du calcul dans le canal cholédoque ; c'est ainsi que d'après Kehr, « lorsqu'il existe des variations d'intensité, des intermittences de l'ictère et de la coloration des selles, on peut songer à une lithiase de la partie supérieure du cholédoque, plus facilement perméable parce qu'elle est plus large et que les calculs y sont plus mobilisables ; quand il n'y a pas de variation, que l'ictère est continu, il faut songer plutôt à une obstruction de la portion inférieure du cholédoque et en particulier de la papille duodénale[1]. »

Ceci dit, voyons, d'après l'observation qui va suivre,

---

[1] Schwartz, *Chirurgie du foie*. (Biblioth. de chir. contemp., publiée sous la direction de MM. A. Richard et E. Rochard.) — Paris, O. Doin.

si à l'aide des symptômes énumérés il était possible de faire le diagnostic chez un malade de soixante-sept ans entré dans mon service de Tenon en septembre 1904.

Deux mois auparavant, il avait été subitement pris de douleurs dans le ventre sans vomissements, douleurs qui n'avaient duré que quelques heures et qui avaient cédé à l'administration de quelques centigrammes d'opium. L'ictère n'avait apparu que quinze jours après, se montrant d'abord par une teinte jaunâtre devenant de plus en plus prononcée, en même temps que les urines se fonçaient et que les selles se décoloraient. Le prurigo était intense, et ces symptômes qui ne faisaient que s'accentuer déterminèrent le malade à entrer en médecine, où une observation attentive fit poser à mon collègue Caussade le diagnostic d'ictère par rétention, sous la dépendance d'un obstacle mécanique, peut-être un calcul du cholédoque, et, dans ces conditions, il passa le patient dans mon service.

Les douleurs apparues brusquement ne donnaient pas grands renseignements, car, ne coïncidant pas avec l'ictère, elles ne pouvaient être mises sous la dépendance d'un calcul s'engageant dans le canal cholédoque. La teinte vert foncé du malade, la constance de la coloration qui ne variait pas, la décoloration par contre permanente des garde-robes, l'apparition de l'ictère qui s'était établi petit à petit, enfin l'absence complète de coliques hépatiques, de douleurs abdominales dans le passé du malade devaient faire penser à un néoplasme.

La température était toujours restée absolument

normale. L'état général n'était pas brillant, quoique le début de l'affection fût récent. Le malade commençait à accuser une grande faiblesse ; il était, du reste, dans cet état particulier des gens atteints de cholémie qui sont comme abrutis et peu sensibles à ce qui se passe autour d'eux. L'âge du malade, enfin, joint à tous les signes que nous venons d'indiquer, plaidait encore en faveur du cancer de la tête du pancréas.

Il n'en était pas de même de l'état local ; car la palpation la plus attentive ne permettait pas de découvrir la moindre tumeur vésiculaire, et pourtant notre homme était amaigri, l'examen facile et la vésicule fort dilatée, comme le démontra l'opération.

Devant la faiblesse grandissante du malade, au bout de quelques jours d'observation, je décidai l'intervention, qui eut lieu un peu plus de deux mois après le début des accidents et qui me fit reconnaître les particularités suivantes :

Je pratiquai la laparotomie sur le bord externe du muscle droit, par une grande incision remontant un peu au-dessus des fausses côtes et descendant au-dessous de l'ombilic.

Le péritoine ouvert, je rencontrai des adhérences très serrées que je dus détruire en séparant l'épiploon de la vésicule. L'isolement de cette dernière fut assez pénible et donna lieu comme toujours à une hémorragie assez abondante. Dégagée, la vésicule apparut très augmentée de volume et distendue par une très grande quantité de liquide ; mais elle avait été refoulée sous le foie et profondément par les adhérences de l'épiploon qui la masquaient, ce qui explique qu'on ne pouvait pas la sentir par la palpation.

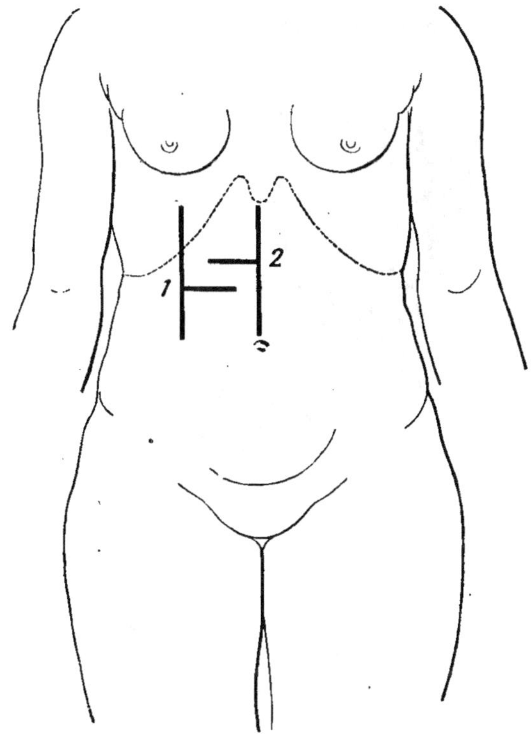

Fig. 4. — L'incision 1, sur le bord externe du droit, doit être préférée à l'incision 2, car elle mène de suite sur la vésicule. Elle doit descendre un peu plus bas que dans le dessin, c'est-à-dire un peu plus bas que l'ombilic, et ne pas trop déborder les côtes en haut. L'incision transversale perpendiculaire à la première doit sectionner le muscle droit en totalité (d'après Schwartz).

Arrivé au cystique, je sentis que ce dernier était coudé et très distendu, son abouchement vésiculaire donnant lieu à une induration irrégulière qui pouvait être prise pour des calculs. Je ponctionnai et évacuai la vésicule qui contenait 200 grammes d'un liquide muqueux légèrement teinté en vert et n'ayant aucunement les apparences de la bile. Je fendis néanmoins la vésicule pour l'explorer, et après l'avoir incisée

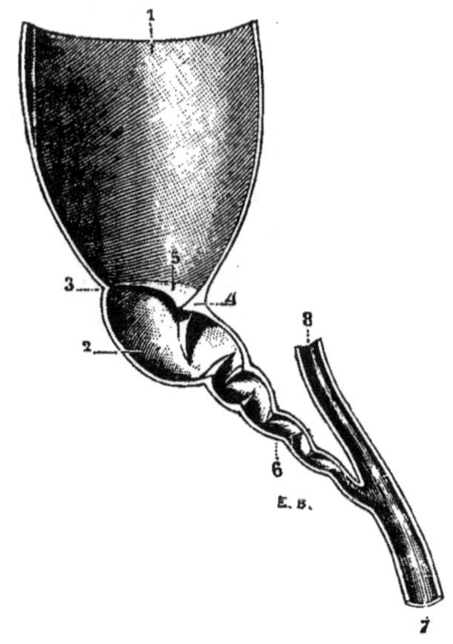

Fig. 5. — Les voies biliaires extra-hépatiques. Coupe (d'après L. Testut).

jusqu'à son abouchement dans le cystique, je constatai une plaque épaisse indurée sur sa paroi, l'absence complète de tout calcul, et je me mis en devoir de pratiquer le cathétérisme des voies biliaires.

Ce cathétérisme se fit avec la plus grande facilité, en prenant la précaution de tendre le canal cystique, en tirant sur les pinces qui repéraient les bords de la section vésiculaire, en déplissant aussi les valvules ; ma sonde s'enfonça alors dans le cystique, puis dans

le cholédoque, et fut arrêtée à une assez grande pro-
fondeur, c'est-à-dire à la partie terminale de ce canal.

Qu'on ne dise donc pas que le cathétérisme des
voies biliaires est impossible. Il peut l'être quand on le
pratique à travers une petite ouverture faite à la base de
la vésicule, parce que les valvules du cystique coiffent

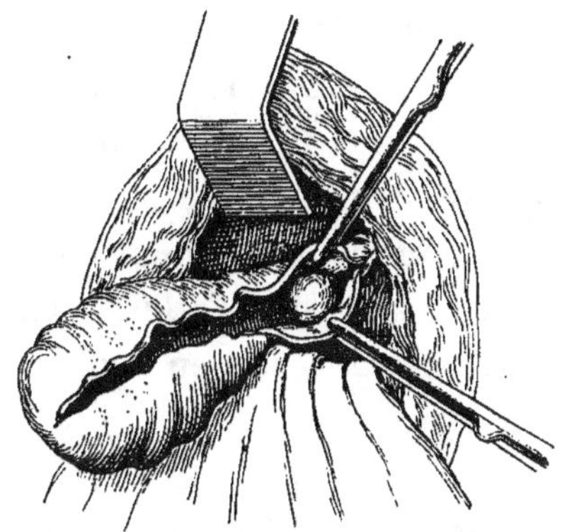

Fig. 6. — Incision des voies biliaires de proche en proche
(d'après Ricard et Launay).

la sonde qui est arrêtée ; il peut l'être aussi quand un
calcul, bouchant le canal, ou des adhérences le cou-
dant, en ferment la lumière ; mais, en fendant la vésicule sur toute sa longueur, on peut se rendre compte
de ces obstacles et les vaincre.

En suivant avec le doigt le cystique, j'arrivai sur le
pédicule hépatique, et ce dernier m'amena sur une
induration grosse comme une petite noix, très nettement quoique difficilement perceptible au toucher, à
cause du peu de jour donné par l'incision verticale.
Aussi je pratiquai immédiatement une incision en T

sur la première, ce qui me donna la plus grande facilité pour faire l'examen de la région.

C'est la troisième fois que, commençant par une incision sur le bord externe du droit, je suis forcé dans le cours de l'opération d'en faire tomber une seconde perpendiculaire à la première; aussi dorénavant suis-je bien décidé à commencer par là. J'ai pratiqué l'incision ondulée de Kehr, elle ne m'a pas satisfait. Aussi ai-je l'habitude de l'incision externe, préférable pour moi à la médiane, parce qu'elle vous fait arriver d'aplomb sur la vésicule, qu'il faut toujours repérer et qui est comme le commencement du fil qui, suivi, conduit au canal cholédoque. Cette incision externe complétée par une perpendiculaire en T donne tout le jour nécessaire.

Je reviens à mon malade. Le néoplasme du pancréas constaté, comme l'opération durait depuis une heure et que le pouls devenait très petit, je me mis en demeure de la terminer en quelques minutes, et malgré cela la mort eut lieu sans hémorragie quatre heures après par shock, malgré les injections de sérum, de caféine, d'huile camphrée et tous les moyens usités en pareille circonstance. Je drainai donc la vésicule dont le cystique avait été libéré, et après avoir réséqué la partie indurée et ulcérée que j'ai déjà signalée plus haut et qui n'était autre qu'un noyau secondaire, je refermai l'abdomen.

L'autopsie montra un cancer de la tête du pancréas, comprimant la dernière partie du cholédoque à son embouchure dans le duodénum et ayant amené, comme toujours en pareil cas, une dilatation très marquée du canal cholédoque, qui avait le volume du petit doigt, du canal hépatique et du cystique.

Le rein droit présentait une poche d'uronéphrose avec un uretère dilaté. La substance rénale était réduite à une coque de 7 ou 8 millimètres d'épaisseur, ce qui explique la cachexie rapide de notre malade.

J'ai opéré cet homme pour lui donner la seule chance de salut qui lui restât; mais il est bien certain que si on lui avait fait auparavant avec succès une cholécysto-entérostomie pour un cancer reconnu de la tête du pancréas, j'aurais été impardonnable d'y toucher une seconde fois. On a beau se reconnaître une habileté technique extraordinaire dans les interventions sur les voies biliaires, ce qui n'est du reste pas mon cas, on n'en met pas moins quelquefois une heure et demie pour arriver à se rendre seulement compte de la situation, et cela, sans parler des hémorragies meurtrières de ce genre d'opérations, suffit plus que largement pour donner le coup final à un malheureux cancéreux qui ne demande qu'à mourir tout seul.

Les adhérences si fermes qui chez notre malade coudaient le cystique à son embouchure et détruisaient sa perméabilité, montrent une fois de plus comment la bile ne passe plus dans la vésicule. Elles expliquent, ce qu'on sait du reste fort bien, pourquoi une bouche vésiculaire qui a fonctionné au début ne laisse plus passer par la suite avec les progrès du néoplasme le liquide biliaire qui après l'opération se déversait dans l'intestin.

Problèmes cliniques.   9

CHAPITRE XVI

Il y a tumeur du foie. — C'est un kyste hydatique.
Il faut opérer. — Diagnostic des tumeurs du foie.

Le 24 septembre 1904 entrait dans mon service de
Tenon un malade âgé de soixante-neuf ans, ancien
zouave, terrassier pour le moment et portant une
tuméfaction considérable du foie. Il m'était adressé
par mon collègue et ami Caussade, avec le diagnostic
de kyste hydatique, à seule fin d'être opéré.

Cet homme, encore solide, faisait remonter le début
de son affection au 31 août. A la dixième heure du
matin de ce jour, il avait été pris, nous dit-il, d'une
douleur au côté droit, obligé de quitter son travail,
de rentrer chez lui, et, se palpant alors la partie endo-
lorie, il avait remarqué pour la première fois que son
hypocondre droit était augmenté de volume. Il l'était
en effet, car l'examen montra à son entrée à l'hôpital
une tumeur *arrondie, lisse, régulière,* se confondant
en haut avec le foie et dépassant de trois travers de
doigt une ligne horizontale passant par l'ombilic. Cette
tumeur formait de plus une voussure facile à perce-

voir et avait légèrement déformé la partie inférieure droite du thorax.

Comme consistance, il était impossible de sentir de la fluctuation; mais un palper attentif dénotait une résistance particulière, élastique, et enfin la percussion donnait cette sensation typique, analogue à celle qu'on obtiendrait en percutant un sommier élastique et à laquelle on a donné le nom de *frémissement hydatique*.

Tous ces signes suffisaient pour poser le diagnostic de kyste hydatique antéro-inférieur, et c'est avec cette étiquette qu'il me fut adressé. L'observation dénotait de plus que le malade avait souffert de l'épaule droite comme dans beaucoup d'affections du foie, qu'il avait du dégoût des matières grasses et que, sans présenter d'urticaire, il avait ressenti des démangeaisons sur tout le corps.

L'examen du sang avait été fait et montrait une augmentation notable du nombre des éosinophiles.

Voici, en effet, la formule leucocytaire de ce malade :

Polynucléaires neutrophiles.	60 p. 100
Mononucléaires et lymphocytes.	30 —
Eosinophiles	10 —

Si l'on rapproche ce chiffre d'éosinophiles de celui admis comme représentant leur proportion normale, qui est environ de 2 p. 100, on doit conclure à une forte augmentation de ces globules, car on sait qu'on a donné cette augmentation comme un bon signe de la présence d'un kyste hydatique dans l'économie, quel que soit son siège. L'éosinophilie, dans ces cas, est même parfois considérable. Achard et Clerc ont observé 40 p. 100 d'éosinophiles; Seligman et Dudgeon, jusqu'à 57 p. 100. Malheureusement, ce signe n'est pas pathognomonique du kyste hydatique; on l'a rencontré dans nombre de maladies, et notamment dans beaucoup d'affections cutanées. Certains médicaments le provoquent; de plus, il disparaît dans le kyste hydatique du foie quand ce dernier passe à la suppuration, et il existe même certaines hydatides de cet organe où l'examen du sang ne décèle pas une augmentation d'éosinophiles.

Jusqu'au 13 septembre la température de notre malade oscilla autour de 37°; mais, à partir de cette date, on constata une ascension du thermomètre qui monta jusqu'à 39°. En même temps la douleur du côté droit s'accentuait, le frémissement hydatique n'était plus perceptible, et l'éosinophilie était remplacée par une polynucléose intense. C'est dans ces conditions que le 24 septembre le malade fut passé dans mon service.

Avec une observation aussi bien prise, je n'avais qu'à constater les signes mentionnés par mon collègue Caussade et à opérer. Ce que je fis le 27 septembre.

La laparotomie me montra un kyste suppuré du foie que j'incisai après ponction et que je nettoyai; ceci fait, en explorant l'intérieur de la première poche, j'en trouvai une seconde que j'ouvris largement, que je nettoyai comme la première, et après avoir réséqué ce que je pus du kyste, je le marsupialisai en le drainant. Comme toujours, les suites furent longues; il fallut de nombreux pansements pour arriver à la guérison complète, qui se fit pourtant très bien chez cet homme âgé de soixante-neuf ans.

Mais tous les kystes hydatiques ne se présentent pas avec des signes aussi tranchés. Quand on a affaire à une tumeur lisse, arrondie, rénitente, chez un malade qui a eu de l'urticaire, qui a présenté le dégoût des matières grasses, et quand surtout on peut sentir de la fluctuation et à plus forte raison le symptôme pathognomonique du frémissement hydatique, le diagnostic s'impose.

Il n'en est pas de même quand le clinicien se trouve en présence d'une grosse tumeur occupant le côté droit et supérieur de l'abdomen, et paraissant être sous la dépendance de la glande hépatique. Ici les difficultés commencent et la première chose à faire est de reconnaître d'abord s'il s'agit du foie.

Il est quelquefois difficile, en effet, de ne pas confondre une tumeur du foie avec une lésion du rein droit ou de l'angle côlique. Je rappellerai que, dans les tumeurs appartenant à la glande hépatique, la matité est continue entre la masse formée par le néoplasme et le foie lui-même; la tuméfaction s'étend à l'épigastre et même quelquefois au flanc gauche, la tumeur est le plus souvent mobile dans le sens latéral et surtout elle suit les mouvements respiratoires; enfin on peut parfois sentir une partie du bord tranchant de l'organe. Il faut aussi savoir que toutes les tuméfactions du foie peuvent produire à un moment donné des douleurs s'irradiant à l'épaule droite et sur le trajet cervical du nerf phrénique. On peut aussi constater une petite toux sèche spéciale.

Quand on a reconnu que c'était bien la glande hépatique qui était en cause, il s'agit de mettre une étiquette sur la maladie, c'est-à-dire de différencier les unes des autres les affections si variées du foie, et elles sont nombreuses.

Au point de vue chirurgical les tumeurs seules de la glande hépatique sont intéressantes, et pour schématiser cette question si difficile, on me permettra de diviser les maladies du foie en deux classes : celles qui ne présentent généralement pas d'ictère et celles qui en présentent presque toujours. C'est là, je le répète, une classification qui n'a pas une rigueur scientifique absolue; mais elle rendra facile aux débutants le diagnostic des tumeurs du foie.

Or, la chirurgie n'a pour ainsi dire à s'occuper que des maladies qui peuvent ne pas présenter d'ictère, qui à leur début n'en présentent presque jamais ; qui peuvent même évoluer complètement sans en présenter et qui n'en présentent généralement que lorsque leur évolution est déjà avancée : c'est ce qui arrive pour les tumeurs du foie.

Parmi ces maladies ne présentant pas d'ictère, il faut encore faire deux divisions, suivant qu'on constate ou qu'on ne constate pas d'élévation de température. Étudions donc d'abord les tumeurs du foie sans ictère et sans température ; nous nous trouvons en présence de trois affections qui peuvent être confondues l'une avec l'autre et qui sont : le *kyste hydatique,* le *cancer* et la *syphilis du foie.*

Comment reconnaître le *kyste hydatique* du cancer et de la syphilis? Je répète qu'il s'agit d'un kyste hydatique difficile et dont le diagnostic ne s'impose pas. Tout d'abord l'échinocoque du foie donne lieu très rarement à des manifestations ictériques. Neisser n'a observé la jaunisse que 20 fois sur 380 cas; et quand elle se montre, elle est produite par la compression du canal cholédoque ou de l'hépatique, ce qui demande, comme je le disais, une évolution déjà longue de la maladie, ou un siège tout spécial du kyste naissant, tout proche des conduits biliaires. La tuméfaction présente un caractère régulier sans bosselures : elle est lisse. Comme antécédents, on ne trouve rien de particulier chez le malade, qui peut être jeune comme il peut être âgé; ces caractères, joints à ceux que nous avons énumérés plus haut, doivent en faire poser le diagnostic.

Il y a encore un moyen qui peut lever tous les doutes : c'est la ponction exploratrice. Quand elle ramène un liquide clair comme de l'eau de roche et que l'examen au microscope de ce liquide permet de constater la présence de crochets, il n'y a aucune erreur possible, on est en présence d'un kyste hydatique. Mais cette ponction doit être faite avec beaucoup de prudence; outre qu'elle peut ne pas ramener de liquide soit par obturation de l'aiguille, soit parce que cette dernière s'est enfoncée dans une vésicule fille, elle peut être dangereuse. Achard a réuni 8 cas de mort dus, suivant toutes probabilités, à la toxicité du liquide, et les accidents graves survenus à la suite de ponctions sont relativement nombreux.

On n'y aura donc recours qu'avec la plus grande réserve.

Quels sont maintenant les signes qui permettent de différencier les kystes hydatiques du cancer et de la syphilis?

Je reviendrai dans une prochaine leçon sur le diagnostic du cancer du foie et de sa syphilis; pour le moment, je me bornerai à signaler les symptômes suivants qui n'existent pas dans l'échinocoque.

Dans le cancer du foie, la tumeur est dure; elle peut être considérable dans le cancer en masse et conserver à peu près la forme de l'organe. Dans le cancer secondaire, elle est bosselée, irrégulière, présentant des noyaux faciles à percevoir. L'âge du malade a son importance, le cancer se manifestant en général chez les malades ayant dépassé la quarantaine. L'examen des urines permet de contrôler une diminution importante de l'urée. L'évolution du mal est le plus souvent très rapide. Il peut y avoir de l'ascite. Enfin, les douleurs irradiées dans l'abdomen sont le plus souvent insupportables. Ponction blanche.

Dans la syphilis, ces mêmes douleurs existent, de même que les nodosités du foie très évidentes à la palpation; mais on rencontre, en les cherchant avec attention, les stigmates vénériens; les antécédents fournissent aussi de précieux renseignements, de même que l'âge du patient qui peut être jeune; enfin le traitement d'épreuve vient lever les doutes en améliorant rapidement la situation, qui s'aggrave au contraire quand on a affaire à un cancer.

Telles sont les trois affections du foie qui doivent

porter, à proprement parler, le nom de *tumeurs du foie;* mais comme elles peuvent être confondues avec d'autres maladies dé cet organe qui se présentent aussi sans ictère, je vais passer brièvement ces dernières en revue; j'ai dit plus haut qu'elles se présentaient sans ictère, mais avec élévation de température, ce qui est déjà un symptôme différentiel important. Mais il n'y a rien d'absolu en clinique, le kyste hydatique peut suppurer et il y a alors ascension du thermomètre; c'est rare, mais cela arrive ainsi que dans le cancer, tout le monde connaît ce qu'on a appelé la fièvre des néoplasmes. Il faut donc connaître les maladies du foie sans ictère et avec température qui pourraient être confondues avec le kyste hydatique, le cancer et la syphilis.

Je ne dirai qu'un mot du kyste hydatique suppuré, car ici l'élévation de la température ne peut que s'ajouter aux signes déjà nombreux que j'ai énumérés plus haut; mais il est deux lésions du foie qui peuvent en imposer, surtout au commencement de leur évolution : c'est l'abcès du foie et l'abcès sous-phrénique.

L'abcès du foie se manifeste par une augmentation considérable de l'organe, qui conserve plus ou moins sa forme; mais la température se montre dès le début, avec ses oscillations pendulaires et sa continuité désespérante. Ce seul signe, sans les autres, suffirait pour écarter le diagnostic de cancer ou de syphilis; mais il est plus difficile parfois de savoir si on a affaire à un véritable abcès hépatique ou à un kyste hydatique suppuré. Cependant la consistance n'est pas la même, l'abcès du foie étant presque toujours séparé de la surface de l'organe par une couche assez épaisse de tissu hépatique. Les douleurs se sont montrées dès le début. On est en présence d'un malade ayant séjourné dans les colonies ou ayant eu des lésions intestinales. D'ailleurs, dans les cas embarrassants, la ponction s'impose, car dans l'abcès elle est le premier temps du traitement opératoire, et la confusion de l'abcès avec le kyste hydatique suppuré n'a pas grande importance, puisque ce sont deux suppurations du foie et que leur thérapeutique doit être la même.

L'abcès sous-phrénique proprement dit sera facilement différencié à cause de son allure rapide. Il se manifeste en effet par des accidents graves qui mettent bientôt les jours du malade en danger. Ici, en effet, il n'y a aucune barrière à l'extension de l'infection et on se trouve en présence d'une inflammation envahissante, n'ayant pas de limites nettes, mais occupant toute une région comprise entre le foie et la plèvre : ce qui fait que le diagnostic est surtout à faire avec une pleurésie suppurée. De plus, les suppurations sous-phréniques s'accompagnent parfois de la présence de gaz qui donnent au-dessus de la glande hépatique une sonorité particulière à la percussion. Ces signes suffisent pour ne pas confondre l'abcès sous-phrénique proprement dit avec l'abcès classique du foie; mais il peut être très difficile et même impossible de le différencier d'avec un échinocoque suppuré de la région supérieure de cet organe.

CHAPITRE XVII

**Il y a tumeur du foie. — Ce n'est pas un kyste hydatique.
— Ce n'est pas une tumeur gommeuse. —
C'est un cancer marronné de la glande hépatique.**

L'âge du malade, on le sait, est un des facteurs importants dans le diagnostic du cancer, maladie qui atteint en général les sujets ayant dépassé la quarantaine; mais, hélas! il est de cruelles exceptions à cette règle. Ne voit-on pas des femmes de trente ans à peine, déjà tenaillées par le terrible épithélioma du col? Ne rencontre-t-on pas des sujets voués à la mort dans la fleur de l'âge par un cancer viscéral?

Ces cas sont, il est vrai, la grande exception; mais il faut les connaître, et leur observation est digne d'être enregistrée. En voici une intéressante, de cancer du foie, que je vais brièvement résumer.

Un jeune homme de trente et un ans vint me consulter pour une tuméfaction siégeant à l'épigastre et dont le volume commençait à l'inquiéter. Il avait déjà vu plusieurs médecins qui l'avaient examiné et avaient discuté le diagnostic sans s'arrêter à une opinion ferme.

L'histoire de la maladie n'était pas encore très ancienne. On trouvait dans son passé des douleurs du côté de l'hypocondre droit coïncidant avec des accès de fièvre palustre; mais jamais de jaunisse à proprement parler, jamais de coliques hépatiques. Une année avant l'apparition de la tuméfaction, ces mêmes douleurs s'étaient montrées, mais sans préoccuper le malade, qui les avait mises sur le compte de la fatigue. Cinq à six mois avant mon examen, son attention avait été attirée d'une façon plus soutenue vers son côté droit, par de la gêne, de la sensibilité et même la présence d'une tuméfaction qui, désormais surveillée de très près, paraissait avoir augmenté de volume. En même temps, la bonne santé habituelle du malade s'altérait et l'état général redevenait mauvais. Dans ses antécédents héréditaires, il paraissait y avoir des morts causées par des néoplasmes.

Quand je l'examinai pour la première fois, je trouvai une tumeur à droite et en avant, située sous les fausses côtes, et faisant nettement corps avec le foie. Cette tumeur suivait les mouvements de la respiration, comme la vue même permettait de le constater, en montrant le relief formé par la peau abdominale soulevée monter et descendre suivant les ampliations du thorax.

La palpation faisait sentir une masse dure, irrégulière, avec une saillie un peu à droite de la ligne blanche, et les doigts suivant le bord du foie permettaient de constater des irrégularités au niveau de la tuméfaction, et une espèce d'encoche déterminée par la saillie de la tumeur qui débordait en avant le bord de la glande hépatique.

La palpation bimanuelle repoussait d'une main vers l'autre une énorme masse qui n'était autre que le foie augmenté de volume; mais on pouvait facilement se rendre compte que cette glande ne s'était pas hypertrophiée dans son ensemble, comme dans une cirrhose par exemple; qu'il y avait au contraire quelque chose de surajouté à cette glande, qu'il y avait, en un mot, tumeur du foie.

La glande hépatique ne dépassait pas en haut ses limites normales, comme le montrait la percussion, et l'auscultation n'apportait aucun caractère nouveau à l'analyse de ce cas.

La rate, difficile à sentir, était un peu grosse, mais pas énormément. Le ventre était souple par ailleurs, et il était impossible de découvrir, soit du côté du cou, soit du côté des plis de l'aine, le moindre ganglion pathologique. Il n'y avait pas d'ascite.

Le teint du malade était pâle, mais sans la moindre trace d'ictère. L'appétit était médiocre. Les douleurs étaient par moment très vives. Elles apparaissaient au niveau de la tuméfaction, qui devint bientôt sensible au toucher, et ne tardèrent pas par moments à s'irradier du côté de l'épaule droite. Les garde-robes étaient normales et les urines aussi, sauf un commencement de diminution dans l'élimination de l'urée.

La température prise soigneusement matin et soir ne dépassa jamais au début 37°5 le soir, et ce ne fut qu'à la fin de la maladie qu'on nota des températures de 39°.

Comme je l'ai déjà dit, il y avait tumeur, et tumeur du foie sans aucun doute. Tous les caractères de cette tuméfaction : mobile dans le sens latéral, immobile dans le sens vertical, suivant les mouvements de la respiration, dont la matité faisait corps avec celle du foie, et dont le toucher permettait de constater la présence dans la glande hépatique, ne laissaient place à aucune hésitation. Le rein ne pouvait du reste pas être mis en cause, puisque les urines étaient normales et la fosse lombaire libre. On ne pouvait incriminer ni l'estomac, ni le côlon, puisqu'il n'y avait rien d'anormal du côté des voies digestives; restait donc à savoir quelle était la nature de cette tumeur du foie.

L'absence d'ictère et de température devaient faire éliminer toutes les affections des voies biliaires et les cirrhoses de toute nature, et trois diagnostics seuls pouvaient être discutés : le kyste hydatique, la syphilis et le cancer.

Le kyste hydatique devait être écarté. L'irrégularité de la surface du foie, la dureté de la tuméfaction ne ressemblaient en rien à cette surface unie, rénitente, parfois même fluctuante, qu'on rencontre dans les hydatides. Il n'y avait jamais eu aucune manifestation du côté de la peau, ni démangeaisons, ni urticaires; enfin la ponction n'avait donné issue à aucun liquide. Je sais bien que rien ne trompe plus qu'un kyste hydatique, mais la marche rapide de la maladie, l'affaiblissement si prompt du patient, devaient faire rejeter ce diagnostic.

La syphilis hépatique donne lieu à des manifestations qui ont pu la faire prendre pour un néoplasme vrai de cet organe et paraître même légitimer une intervention chirurgicale. Steiner, dans sa thèse (Paris, 1902) intitulée *Tumeurs du foie opérées n'ayant été reconnues syphilitiques qu'après l'intervention,* en rapporte 13 observations. La tumeur gommeuse se manifeste alors par des signes objectifs qui ont beaucoup de rapport avec le cancer marronné de la glande hépatique, et qu'on retrouvait chez le malade dont je viens de retracer l'histoire. On constatait, en effet, une tuméfaction saillante en avant à l'épigastre, et on sait que c'est dans cette région de chaque côté du ligament supérieur du foie que siègent de préférence les gommes de cet organe. Il existait une encoche sur le bord du foie, encoche formée par la saillie en bas de la tumeur débordant les limites de la glande. Il y avait des douleurs localisées et irradiées du côté de l'épaule droite; pas d'ictère, pas de température. La lésion avait évolué assez rapidement. Enfin, si on recherchait les antécédents, en interrogeant le malade avec soin, on pouvait trouver dans son passé une manifestation vénérienne qui paraissait bien de nature infectante, et de plus l'examen minutieux faisait voir sur la peau du scrotum une petite plaque rouge qui pouvait faire penser à la syphilis. Aussi le diagnostic de tumeur gommeuse du foie devait-il être discuté, et comme corollaire le traitement spécifique institué.

C'est ce qui fut fait, mais les résultats en furent négatifs. Loin de faire diminuer le volume de la tuméfaction, les forces s'affaiblirent, les douleurs continuèrent de plus belle, et l'anéantissement progressif du patient força à interrompre bientôt ce traitement, qui venait ainsi prouver que la syphilis n'était pas en question.

Le cancer du foie restait seul en cause. Il y avait pour ce diagnostic tous les signes objectifs de la tumeur : dureté, irrégularité, douleur à la pression. Il y avait encore la profonde atteinte de l'état général, toujours plus grande dans le cancer que dans la syphilis. Il y avait aussi l'évolution de la lésion, toujours plus rapide dans le cancer que dans la vérole. Il y avait enfin les antécédents héréditaires. Mais fallait-il songer à un cancer du foie chez un jeune homme de trente ans ? Oui, car ces cas, quoique exceptionnels, existent et ont été maintes fois contrôlés soit par la laparotomie exploratrice, soit par l'autopsie, et c'était bien à un cancer du foie que j'avais affaire, comme les suites de l'affection ne tardèrent pas à le démontrer avec la plus grande évidence. La tuméfaction augmenta rapidement, les douleurs devinrent continuelles; le teint devint de cire; l'ascite apparut; il se fit même des ascensions vespérales de température coïncidant avec l'évolution d'une angiocholite ultime, et le doute ne fut plus permis.

Une dernière question se pose dans le diagnostic du cancer du foie. On sait, en effet, qu'il se montre sous deux formes : cancer en masse ou cancer marronné. Dans le premier, la glande est prise en totalité, devient énorme en conservant sa forme, envahit tout l'abdomen et a, par conséquent, une allure toute spéciale qui n'est pas celle de l'observation que j'ai retracée plus haut. Dans le second, le cancer marronné, celui dont je m'occupe, il y a un point à rechercher. Ce cancer marronné est toujours secondaire, il faut donc s'efforcer de trouver quel est l'organe qui a été le point de départ de l'infection métastatique. C'est le plus souvent l'estomac dans lequel à l'autopsie on trouve un petit noyau épithéliomateux, à évolution très lente, et qui a passé inaperçu pendant la vie, ne donnant aucune manifestation symptomatique; ce peut être encore un cancer de l'intestin, du rectum ou de tout autre organe.

Chez le malade qui fait l'objet de cette leçon, il me fut impossible de trouver le point de départ de cette tumeur secondaire du foie.

CHAPITRE XVIII

**Il y a une tumeur dans la région splénique. —
On porte le diagnostic de kyste hydatique. — Est-il situé
dans la rate? — Appartient-il au lobe gauche du foie?**

Comme on le sait, la région splénique est limitée :
en haut, par une ligne horizontale passant par le cinquième espace intercostal ; *en bas,* par un plan longeant le bord inférieur du thorax ; *en dedans,* par la
ligne mamelonnaire et, *en dehors,* par la paroi latérale de la poitrine. Eh bien, c'est à une tumeur siégeant en plein dans cette région, et que, pour cette
raison, j'avais attribuée à la rate, que j'ai eu affaire
dans l'observation qui va suivre, et cette tumeur
n'était pas splénique, mais appartenait au foie ; voici
du reste les faits :

Une malade âgée de trente-huit ans entre dans
mon service de l'hôpital Saint-Louis, salle Denonvilliers, le 8 juin 1906. Elle souffre de l'hypocondre
gauche et sa maladie a débuté de la façon suivante :

Cinq années auparavant elle s'était plainte de la
région hépatique ; ses souffrances, qui se manifestaient

sous forme de coliques, n'avaient point du reste été
de longue durée. Mais petit à petit le côté gauche
augmenta de volume et elle consulta Nélaton, alors
titulaire du service, qui à ce moment constata « une
grosseur » dans la région vésiculaire, au dire de la
malade, et lui dit de revenir le voir, ce qu'elle ne fit
pas, n'éprouvant point une grande gêne. Petit à petit
le flanc gauche prit des proportions inquiétantes ; le
corset était supporté difficilement, et un mois avant
son entrée un point de côté s'installa du côté gauche,
s'accentuant de plus en plus, ce qui décida Mme X...
à consulter de nouveau.

A un premier examen, ce qui saute aux yeux, c'est
en effet une voussure du côté gauche qui a déformé
le thorax en évasant considérablement sa base. Si on
cherche à limiter cette tuméfaction par la palpation et
la percussion, on constate une tumeur débordant le
bord inférieur de la poitrine de deux à trois travers
de doigt, dont la matité s'arrête au niveau de la cinquième côte, qui, en dehors, s'applique à la paroi cos-
tale et qui, en dedans, arrive presque à la ligne médiane. Ce sont bien là, comme on le voit, les rapports
de la loge splénique.

Cette tumeur donne, une sensation de rénitence
plutôt que de fluctuation. On peut suivre nettement
son bord inférieur qui se perd dès qu'on arrive dans
la région épigastrique. Il n'y a du reste pas le moindre
symptôme de frémissement hydatique, mais une palpation superficielle détermine une crépitation neigeuse
très nette.

Le lobe gauche du foie pouvant être en cause, l'examen de cet organe s'imposait. Il montre en effet une hypertrophie de la glande qui dépasse un peu le rebord des fausses côtes droites et présente une surface dure, noueuse, comme ficelée. De plus, en se rapprochant de la ligne médiane, le foie reprend ses dimensions normales, et à la région épigastrique ni la palpation ni la percussion très sonore ne montrent le moindre empiétement du foie de ce côté.

Par ailleurs, le rein gauche est un peu abaissé, mais parfaitement accessible à la palpation. Les urines sont plutôt rares, à peine un litre par jour, et les éléments normaux en sont considérablement diminués.

Urée.	9 gr. 7 par litre.
Chlorures (en chlore).	1 » 88 —
— (en Na).	3 » 1 —
Phosphates.	5 » 60 —

Il y a de plus des traces légères d'albumine, une grande quantité d'indican, mais pas de pigments biliaires.

La malade accuse quelques petites palpitations de cœur. Elle a en effet un peu d'aortite, mais sans gravité. L'examen de son sang montre une polynucléose abondante, un peu d'anémie globulaire et une quantité normale d'éosinophiles (1 1/2 p. 100).

Elle aurait eu un très léger subictère dont on ne constate du reste aucune trace. Elle n'a pas le moindre trouble digestif, pas le moindre dégoût pour les aliments, et n'a jamais eu la moindre manifestation morbide du côté de la peau, jamais le plus petit urticaire.

Comme antécédents, sa mère, dit-elle, aurait eu la jaunisse au moment de sa mort ; de son côté, sur quatre grossesses, on constate deux fausses couches. Elle accuse, de plus, de violents maux de tête et une perte de cheveux assez abondante il y a trois ans.

Quel était le diagnostic à poser ? D'abord celui du siège : la tumeur était-elle dans la rate ou dans le lobe gauche du foie ?

Le siège hépatique fut vivement discuté, mais contre lui il y avait ce fait bizarre qu'une aussi grosse tuméfaction appartenant au lobe gauche du foie n'eût pas empiété sur la région épigastrique, et j'ai dit que la palpation et la percussion sous l'appendice xiphoïde ne donnaient aucune sensation hépatique. De plus, en arrière, la matité s'étendait jusqu'à la colonne vertébrale, montrant bien la région de la rate ainsi que les limites de la tumeur, indiquées plus haut.

Le rein ne pouvait être mis en question, puisque j'ai dit qu'on pouvait le sentir normal par la palpation, quoique abaissé. Il fallait donc anatomiquement placer cette tumeur dans la rate.

Mais alors devant quelle variété de tumeur nous trouvions-nous ?

On devait d'abord écarter les hypertrophies spléniques d'origine leucémique et paludéenne, car dans ces sortes de tumeur la rate se développe dans l'abdomen, respectant la forme du thorax le plus souvent et ne déterminant que peu de voussure. Or chez notre malade ce n'était pas le cas ; la tuméfaction était non seulement sous-diaphragmatique, mais encore très fixée dans sa situation, et ce caractère venait bien me causer quelques doutes sur le siège splénique du mal. D'un autre côté, on voit des tumeurs de la rate contracter des adhérences qui pouvaient expliquer ce peu de mobilité et, écartant la possibilité d'un néoplasme, j'avais posé le diagnostic de kyste hydatique de la rate.

Il restait cependant un point un peu obscur, c'était la concomitance d'une hypertrophie hépatique, qui aurait permis de songer à la maladie de Banti ou à une cirrhose avec splénomégalie ; mais notre malade ne présentait pas les symptômes de ces affections, et pour expliquer la lésion du foie, me basant sur les fausses couches, la chute des cheveux et l'impression d'un foie ficelé, j'émettais l'opinion possible d'un foie syphilitique.

C'était par là que péchait mon argumentation, et il eût été plus logique de penser à des kystes hydatiques multiples du foie, ce qui était le diagnostic vrai. Il est, il est vrai, facile d'en décider ainsi, une fois les lésions vérifiées par l'intervention; mais auparavant il était difficile de prendre pour des hydatides ces productions assez petites et multiples, car ces kystes avaient des parois très épaisses et étaient en voie de transformation.

Pensant à une tumeur de la rate, je pratiquai une incision oblique, longeant le rebord des fausses côtes, et aussitôt le péritoine ouvert, je découvris le bord tranchant du lobe gauche du foie. Soulevant ce lobe, je constatai immédiatement derrière cette bande de tissu hépatique respecté un énorme kyste ayant envahi tout le lobe gauche de la glande.

Après avoir bien garni mon champ opératoire, je ponctionnai le kyste, afin de le formoler avant l'extirpation de la membrane; mais aucun liquide ne coula. Ce kyste ne contenait que des hydatides filles en nombre incalculable et de toutes dimensions. J'eus même grand'peine à les extraire, ma main plongée dans la cavité qui occupait tout l'hypocondre. Il était impossible, devant une pareille quantité d'hydatides de si petites dimensions, de songer, après extirpation de la membrane, à suturer la poche et à refermer l'abdomen. Il est même bien difficile, dans ces cas, de préserver, avec des champs, la cavité péritonéale de toutes ces tumeurs si petites. Aussi, après avoir passé au formol au centième et l'intérieur du kyste et les parties adjacentes, je fixai la poche à la peau, après m'être au préalable rendu compte de l'état du lobe droit du foie. Je constatai ainsi la présence de plusieurs petits kystes hydatiques en voie de calcification, petites tumeurs dures qui nous avaient fait croire à un foie syphilitique.

Il était impossible par la même incision de traiter ces nouveaux kystes. Aussi je me mis en demeure de pratiquer une nouvelle incision à leur niveau, et j'en pratiquai l'extirpation presque complète, fixant ce qui en restait à la peau. Ils étaient, comme le précédent, bourrés de vésicules filles.

Les suites furent simples, en ce sens que la malade n'accusa ni le moindre malaise, ni la moindre douleur; mais sa courbe thermométrique fut particulièrement troublante. Elle présenta pendant plus de quinze jours des oscillations de température entre 38° et 39°

sans qu'on pût invoquer pour les expliquer le moindre symptôme d'infection.

Le drain, très gros, donnait issue à très peu de liquide qui n'avait nullement le caractère d'une sérosité purulente ni par sa coloration, ni par son odeur, et les plaies eurent toujours le meilleur aspect. Il faut donc expliquer, je pense, cette élévation de température par une intoxication sous la dépendance même du kyste.

Il sortit par le tube encore beaucoup de petites vésicules filles, malgré tous les soins apportés à vider la poche, ce qui permet d'établir, en principe, que dans les kystes remplis de nombreuses hydatides il ne faut pas faire la suture ; mais pratiquer toujours la marsupialisation sous peine d'abandonner dans l'intérieur de la poche les éléments d'une récidive forcée.

La malade, deux mois après, était guérie, et, en terminant, il est bon de faire remarquer que l'augmentation du nombre des éosinophiles invoqué comme devant faire croire à un kyste hydatique a peu de valeur ; car, dans cette observation où il existait plusieurs tumeurs, la quantité de ces éléments était normale.

CHAPITRE XIX

Il y a pyélonéphrite pendant la grossesse. —
Faut-il faire la néphrotomie ou l'accouchement prématuré ?
Faut-il laisser la grossesse suivre son cours ?

La question de la *Pyélonéphrite gravidique,* mise
à l'ordre du jour du Congrès de gynécologie, d'obstétrique et de pédiatrie tenu à Rouen en 1904, m'engage à publier un cas de cette affection observé dans
mon service.

La pyélonéphrite gravidique est, en effet, une affection très commune. M. Léon Kendirdjy, dans une
revue publiée dans la *Gazette des hôpitaux* du 9 avril
1904, n'a pu en recueillir que 64 observations. C'est,
de plus, une maladie dont il faut connaître la marche,
car, avec des allures quelquefois des plus alarmantes,
elle peut se terminer d'une façon favorable ; et,
comme le chirurgien peut être appelé à intervenir,
il doit en connaître les différentes manifestations.

Le 2 octobre 1903 entrait donc dans mon service
d'Ivry une dame D..., âgée de trente ans, et qui se
plaignait de souffrir du côté droit de l'abdomen.

Interrogée sur le début de sa maladie, elle nous disait que, le 2 septembre, c'est-à-dire un mois auparavant, elle avait été prise de douleurs très vives qui l'obligèrent à s'aliter. Ces douleurs siégeaient dans l'hypocondre droit, n'étaient accompagnées ni de vomissements, ni de troubles de la miction. Il n'y avait pas eu de frissons; la température n'avait pas été prise.

Quand je la vis, les souffrances étaient encore très vives. La malade, très faible, était émaciée et présentait une teinte subictérique des téguments.

L'examen montrait un abdomen volumineux, et la palpation permettait de reconnaître l'existence d'un utérus gravide remontant à deux ou trois travers de doigt au-dessus de l'ombilic. La main, appliquée sur la tumeur, percevait nettement les mouvements actifs du fœtus. La malade donnait des renseignements vagues sur le début et l'âge de sa grossesse, que nous estimâmes être de sept à huit mois environ.

La palpation de l'abdomen était indifférente et très bien supportée par la malade; mais, en arrivant à l'hypocondre droit, il n'en était plus de même : ici l'exploration était des plus douloureuses et arrachait des cris à la pauvre patiente. Cette exploration était, du reste, rendue très difficile à cause de la réplétion de l'abdomen par l'utérus gravide, et le palper bimanuel donnait peu de renseignements; cependant nous constatâmes que le maximum de douleur siégeait au niveau du rein droit, en un point où il existait une légère défense de la paroi. En faisant coucher la malade sur le côté gauche, il était alors possible de sentir dans la fosse lombaire un rein augmenté de volume dans des proportions notables. En résumé, nous pouvions constater une tuméfaction au niveau du rein droit, tuméfaction très douloureuse à la pression.

Le toucher vaginal confirmait le diagnostic de grossesse, mais ne donnait aucun renseignement nouveau. Du côté des autres appareils, nous notions un souffle orificiel très net au cœur et, du côté des poumons, quelques signes d'induration des sommets, avec une légère dyspnée présentant des exacerbations peut-être d'origine toxique et quelques quintes de toux sans expectoration. Du côté de l'appareil digestif, une constipation opiniâtre et quelques vomissements sans caractères particuliers.

Du côté de l'appareil urinaire, les symptômes étaient beaucoup plus intéressants. Les mictions se présentaient fréquentes, douloureuses. Les urines étaient nettement purulentes, restant troubles même après un repos prolongé. Leur analyse décelait une grande quantité de pus, de globules rouges, de l'albumine, pas de sucre. L'examen bactériologique n'a pas été fait.

Tels sont les symptômes que nous pûmes recueillir au moment de l'entrée de la malade à l'hôpital; ceux qu'elle présenta par la suite furent tout aussi intéressants. Elle passa par des alternatives de mieux et d'aggravation qui coïncidaient avec des phénomènes de rétention très nets. Le rein droit augmentait de volume, devenait très douloureux, de véritables crises néphrétiques se produisaient et, parallèlement, nous voyions les urines devenir claires et la température monter aux environs de 39°. 'Cette température présentait du reste les grandes oscillations classiques avec rémission matinale, montant à 39° et 40° le soir pour descendre à 37° le matin. Puis tout à coup une débâcle se produisait, les urines redevenaient franchement purulentes et tous les accidents cessaient jusqu'à l'apparition d'une nouvelle crise.

Nous gardâmes ainsi la malade en observation en lui donnant des diurétiques, de l'urotropine, des purgatifs, bref en la soumettant au traitement médical, tout en discutant la nécessité d'une intervention chirurgicale; mais, voyant que son état était loin de s'améliorer, et constatant toujours des symptômes pulmonaires, nous la passâmes en médecine, le 27 octobre, pour avoir un avis ferme sur l'état de son cœur et de ses poumons.

Pendant son séjour en médecine, la situation ne fit qu'empirer. L'état général s'aggrava, l'amaigrissement fit des progrès rapides, les crises de rétention devinrent de plus en plus fréquentes et, au commencement du mois de novembre, le rein gauche se prit. La douleur, en effet, qui, jusque-là, était restée localisée à droite, devint bilatérale; la palpation du flanc gauche se montra très douloureuse; mais nous ne pûmes constater une augmentation de volume du rein de ce côté, à cause de la grossesse déjà très avancée. Nous n'avions donc, pour croire à la présence d'une pyélonéphrite bilatérale, que le symptôme douleur et l'aggravation de l'état général; on ne peut, du reste, avoir de certitude sur la bilatéralité des lésions qu'en pratiquant la division des urines, et, dans ce cas, elle ne fut pas faite.

Dans ces conditions, la malade fut renvoyée en chirurgie et je trouvai à ce moment son état tellement grave que je la fis porter sur la table d'opération ; mais, en la réexaminant une dernière fois, la bilatéralité de la pyélonéphrite m'apparut comme à peu près certaine ; la grossesse était très avancée et je fis transporter la malade à la clinique Tarnier, pour qu'on lui fît un accouchement prématuré.

Elle y entra le 11 novembre ; l'indication d'un accouchement prématuré ne parut pas posée, car on laissa la grossesse suivre son cours, et, dix jours après, le 21 novembre, la malade accoucha de deux jumeaux pesant 1 100 et 1 300 grammes et qui ne purent être élevés.

Aussitôt après l'accouchement, tous les accidents qui paraissaient menacer si immédiatement la vie de la malade cessèrent ; elle a été revue depuis par mon interne, M. de Martel, à l'obligeance duquel je dois ces renseignements, et sa santé est fort bonne, sauf toutefois les lésions pulmonaires qui persistent.

Le tableau que je viens de tracer peut servir de type. Il reproduit, en effet, la description classique des symptômes de la pyélonéphrite gravidique, et il montre de plus ce point capital, sur lequel je me permets d'insister ; c'est qu'une malade que j'ai crue près de la mort à plusieurs reprises a pu guérir sans aucune intervention. C'est là la caractéristique de cette affection dont le pronostic pour la mère est très bénin.

Dans le travail de M. Kendirdjy, on ne trouve en effet que 2 morts sur 62 cas, proportion véritablement très faible, quand on songe aux terribles accidents que cette maladie provoque. Au point de vue de l'enfant, le pronostic est plus sombre, et j'aurai à en reparler au moment où je discuterai la conduite à tenir par le chirurgien.

Le problème intéressant à résoudre dans la pyélonéphrite gravidique n'est pas celui du diagnostic, mais bien celui du traitement. Avec quoi pourrait-on confondre, en effet, cette affection qui se manifeste par un symptôme évident : la pyurie, la présence du pus en grande quantité dans les urines ? Il n'y a que dans l'intervalle des crises, alors que la miction est à peu près normale, qu'on pourrait songer aux autres maladies de la grossesse et notamment à l'infection puerpérale ; mais, dans cette dernière, comme l'a fait remarquer M. Wallich, la température ne présente pas les grandes oscillations de la pyélonéphrite, variant de un à deux degrés, avec rémission matutinale si évidente dans l'observation que je viens de retracer. Le pouls, de plus, n'est pas, dans la pyélonéphrite, en rapport avec la température ; il n'est pas aussi fréquent que dans l'infection puerpérale, et enfin, comme je viens de le dire, on n'a qu'à mettre la malade en observation pour avoir, au bout de bien peu de temps, l'attention attirée du côté du rein. Ce qu'il est important de reconnaître, c'est la bilatéralité ou l'unilatéralité des lésions. Outre que cette dernière est de beaucoup la plus fréquente, c'est le rein droit qui est presque toujours pris; nous avons, à l'heure actuelle, un moyen sûr de nous renseigner, c'est la division des urines, et, dans le cas d'une intervention, il ne faudra pas manquer d'y avoir recours.

A propos de ma malade, on pourrait étudier aussi le diagnostic étiologique et se demander si cette pyélonéphrite n'était pas d'origine bacillaire, comme le font supposer les lésions des sommets; mais le premier élément pour discuter cette question, l'examen bactériologique des urines, manque, et j'ai hâte d'arriver à la discussion du traitement, point vraiment intéressant pour le praticien.

Le problème thérapeutique à résoudre est le suivant :

Faut-il laisser la grossesse suivre son cours en se bornant à un traitement médical?

Faut-il pratiquer une intervention sur le rein?

Faut-il interrompre le cours de la grossesse ?

Il est certain que, dans les pyélonéphrites gravidiques de peu d'importance, on n'a qu'à soumettre la malade au traitement médical. On n'aura donc qu'à prescrire le repos au lit, le régime lacté, les diurétiques et les médicaments, tels que l'urotropine, le salol, qui ont pour but d'agir sur les urines infectées; on recommandera à la malade de se coucher sur le côté gauche, puisqu'il est reconnu que c'est l'utérus qui comprime par son volume l'uretère droit, et souvent ces moyens seront suffisants pour permettre à la grossesse d'arriver à terme. On peut même assister à des crises graves sans que les accidents mettent immédiatement la femme en danger, et l'observation relatée plus haut est une preuve de la bénignité de la pyélonéphrite gravidique comparée à l'allure terrible des symptômes qu'elle présente. On devra même, avant de rien tenter d'autre, pratiquer la distension vésicale qui a donné d'excellents résultats à Pasteau, Albarran et d'Herbécourt. Cette distension est à la portée de tout le monde, mais il faut savoir que, lorsque la vessie est malade, on fera mieux de s'abstenir ; et si on a affaire à une vessie normale, la distension devra être modérée, de courte durée et être répétée.

J'en arrive à l'intervention sur le rein.

Cette dernière est-elle de mise ? Et d'abord quelle est l'opération à faire ? C'est, bien entendu, la néphrotomie qui est la plus simple et la moins dangereuse, la néphrectomie devant être réservée, il nous semble, pour les cas où les lésions sont très graves.

Dans quels cas faut-il faire l'incision du rein ?

Il est certain que la néphrotomie est contre-indiquée toutes les fois qu'on se trouve en présence d'une lésion bilatérale, et ne pourra être discutée que lorsque la malade sera dans un état des plus graves. Si pourtant la femme est arrivée à la fin de sa grossesse et peut mettre au jour un enfant viable, cette opération ne doit pas non plus être faite.

Reste donc le cas de pyélonéphrite gravidique grave, chez une femme enceinte de deux à sept mois. La néphrotomie dans ces conditions a été rarement pratiquée, et M. Kendirdjy, dans le travail déjà cité, n'en donne que peu d'exemples : trois faits dans le cours de la grossesse et trois néphrotomies après l'accouchement pour des pyélites qui n'avaient pas guéri. Ce sont là de bien petits chiffres pour se prononcer; mais, dans un travail paru dans les *Annali di obstetrica*, Cova cite 21 néphrectomies faites pendant la grossesse à partir du cinquième mois, et celle-ci n'a été, nous dit-il, interrompue que cinq fois, ce qui est bien quelque chose; mais toutefois il est certain que ces chiffres sont encourageants; surtout si on considère que la néphrectomie est une opération plus grave que la néphrotomie, car, pour ma part, ce ne serait pas sans inquiétude que j'enlèverais un rein à une femme qui, par le fait même de sa grossesse, peut voir le second rein être atteint de pyélonéphrite comme le premier. Si donc on peut dire que l'opération est relativement bénigne, j'estime qu'elle ne devra être pratiquée qu'exceptionnellement, pour les raisons déjà indiquées plus haut ; qu'une intervention peut amener une fausse couche et que la néphrotomie, ne supprimant pas la cause, c'est-à-dire la compression urétérale par l'utérus gravide, peut être impuissante à empêcher le second rein de se prendre.

J'en arrive à l'interruption du cours de la grossesse, et j'estime que l'accouchement prématuré doit être considéré comme de bonne pratique. Si, en effet, l'enfant est viable, il n'y a aucun bénéfice pour lui à rester dans le ventre d'une femme très malade, dont la nutrition est insuffisante et qui, de plus, est infectée. Dans l'observation que j'ai donnée au commencement de cet article, la femme est arrivée à grand'peine au bout de sa grossesse; elle a accouché d'enfants qui ne pouvaient pas vivre, et il y aurait eu pour elle, il me semble, tout intérêt à être accouchée prématurément.

Reste l'avortement, et, pour ma part, je n'en serais pas aussi éloigné que semblent l'être la plupart des auteurs qui ont écrit sur la matière. Il est bien certain qu'il est très pénible de sacrifier le produit de la conception ; mais tout d'abord la grossesse arrivera-t-elle à terme à l'aide d'une néphrotomie, et n'est-il pas plus dur encore d'exposer les jours de la mère sans être sûr de sauver ceux de l'enfant ?

Je conclurai donc en disant qu'avant tout il faut instituer le traitement médical ; l'observation que j'ai citée est une nouvelle preuve des terribles accidents que peut supporter une femme grosse atteinte de pyélonéphrite ; avec une surveillance attentive, on peut espérer mener la grossesse à terme. S'il y a un parti à prendre, on devra, avant de pratiquer l'incision du rein, discuter les chances de survie du fœtus et, si celles-ci sont douteuses, pratiquer l'avortement, qui, faisant cesser la cause, met à l'abri des accidents qui se sont déjà montrés et des nouveaux qui pourraient survenir.

CHAPITRE XX

**Chez un typhique éclatent les symptômes d'une péritonite
par perforation. — Il faut opérer. —
C'est un cas de fausse perforation typhique.**

Un matin, j'étais à peine arrivé à l'hôpital Beaujon,
alors que j'avais l'honneur d'être l'assistant de mon
maître le professeur Berger, que l'on vint me chercher
pour voir, dans le service du professeur Debove, un
malade qui présentait les accidents les plus graves.
Je me rendis immédiatement à cet appel, et j'ai
encore sous les yeux le visage de douleur que présentait cet homme pour lequel on réclamait mes soins.

Il était neuf heures, et, trois heures auparavant, le
malade avait été pris subitement de douleurs atroces
dans le ventre, principalement du côté droit ; puis il
s'était mis à vomir d'une façon continue ; et comme
c'était un convalescent de fièvre typhoïde ou tout au
moins arrivé au déclin de cette affection qui avait
suivi une marche régulière, on avait fait le diagnostic
de perforation intestinale.

Au moment de mon examen, le facies était grippé,

les yeux caves, le front couvert de sueurs froides, et les douleurs étaient telles qu'elles ne laissaient de cesse au pauvre patient. Le ventre était à peine ballonné et la palpation permettait de reconnaître une contracture des muscles de l'abdomen ; de plus, une légère pression au niveau du cæcum rendait les souffrances encore plus pénibles. La température était au-dessous de 37 degrés et le pouls, petit, rapide, battait plus de 100 pulsations.

Le diagnostic de perforation typhique me parut évident, comme il l'avait paru au chef de clinique de M. Debove, et je fis immédiatement transporter le malade à la salle d'opérations.

Je pratiquai une laparotomie médiane sous-ombilicale, explorai le cæcum et l'appendice qui étaient absolument sains ; il en était de même de l'iléon, et il n'y avait aucun liquide dans le péritoine.

Comme je ne connaissais pas encore ces faits simulant une perforation, je me demandai si le duodénum, l'estomac ou la vésicule biliaire n'étaient pas en cause, et je prolongeai mon incision médiane en haut ; tous ces organes étaient normaux. Je trouvai pourtant de la rougeur et une vascularisation exagérée du côlon transverse et constatai de plus un amas de matières fécales qui remplissaient tout le gros intestin et que je refoulai du côté du rectum par des pressions directes. Puis je refermai l'abdomen et mon malade guérit.

Le fait que je viens de rapporter n'est pas isolé. M. Delorme en a cité un autre dans la séance du 26 décembre 1900 de la Société de chirurgie. L'incision du ventre lui montra un cæcum sain, l'intestin grêle à peine rouge et l'appendice légèrement turgescent.

Il en fit la résection et il trouva des lésions si légères, qu'il se demanda s'il n'aurait pas pu se dispenser de l'enlever. C'était encore un malade qui, au cours d'une fièvre typhoïde, présenta tous les signes de la perforation. L'intervention n'arrêta en rien la guérison.

Tout dernièrement encore (mai 1904), MM. Alglave et Boisseau ont rapporté dans la *Tribune médicale* un nouvel exemple de laparotomie faite pour une perforation qui n'existait pas.

Un malade, au cinquante-huitième jour d'une fièvre typhoïde et au seizième jour d'une rechute, fut pris brusquement à huit heures du matin de crises douloureuses, telles qu'elles lui arrachaient des cris. Il y avait des vomissements porracés. Le facies était grippé, abdominal, la peau légèrement cyanosée et couverte de sueurs froides. La température était à 36°2, le pouls à 140, petit, filiforme. Le ventre était légèremeut douloureux à la pression. Il y avait une légère contracture des muscles grands droits. Devant cet ensemble de symptômes, la laparotomie s'imposait. Elle fut pratiquée à dix heures, deux heures après le début des accidents, et ne montra ni liquide ni matières épanchées dans l'abdomen. Il existait seulement, autour de l'iléon congestionné, des fausses membranes en très grande abondance. L'intestin ne présentait aucune perforation. Le cæcum et l'appendice étaient sains ; mais les plaques de Peyer étaient faciles à reconnaître : « Elles sont épaisses, congestionnées, chargées de plaques néo-membraneuses qui leur adhèrent assez fortement, » nous disent les auteurs. Les anses intestinales furent décollées de leurs adhérences, le ventre refermé sans drainage ; l'amélioration se fit sentir le soir même, et la guérison eut lieu sans encombre.

A quoi peut-on attribuer cet ensemble de symptômes si alarmants ? Sans nul doute à un degré plus ou moins avancé de péritonite. Les péritonites sans perforation de l'intestin sont bien connues dans la fièvre typhoïde. J'ai là sous les yeux une statistique qui en donne 16 cas graves sur 2 000 observations de dothiénentérie, et on aurait même noté que souvent le gros intestin en était le point de départ ; mais ces remarques sont déjà anciennes et d'une époque à laquelle l'appendicite n'était pas connue. Il n'en est pas moins vrai que, dans l'observation que j'ai citée plus haut, les lésions inflammatoires siégeaient sur le côlon transverse.

On avait encore remarqué que les symptômes présentés par les malades atteints de péritonite typhique sans perforation ressemblaient parfois à ceux de la péritonite avec solution de continuité de l'intestin, et on se demandait même si quelques-uns des cas dans lesquels on avait porté le diagnostic de perforation intestinale, et qui avaient guéri, n'appartenaient pas à cette catégorie. C'est plus que probable, et les faits que je viens de citer ne peuvent que venir confirmer cette opinion.

Quoi qu'il en soit, c'est à la péritonite qu'il faut attribuer l'éclosion de ces accidents, et l'observation de MM. Alglave et Boisseau en est une preuve manifeste, car il existait de la péritonite adhésive sur une longueur d'intestin de plus d'un mètre et demi, péritonite dont le point de départ était les plaques de Peyer.

Comment se fait-il que des lésions beaucoup moins avancées et se manifestant par une simple congestion de l'intestin produisent, comme dans le cas de M. Delorme et le mien, des symptômes aussi importants ? Il y a là probablement une affaire de sensibilité péritonéale difficile à expliquer ; c'est ce qu'on aurait appelé autrefois des faits de péritonisme, mot qui n'explique pas grand'chose, mais dont nous sommes forcés de nous contenter.

Y a-t-il un moyen de différencier la véritable perforation de cet ensemble de symptômes que j'ai appelé la *fausse perforation ?* Je ne le crois pas. On n'a qu'à prendre en effet, dans un ouvrage de médecine, à l'article FIÈVRE TYPHOÏDE, la description des accidents accompagnant la communication de l'intérieur de l'intestin avec le péritoine pour y trouver : la douleur d'une extrême violence se produisant tout à coup et limitée d'abord à la région iléo-cæcale, pour se généraliser à tout l'abdomen, les vomissements continuels de nature bilieuse ou porracée, quelquefois même fécaloïdes, la sensibilité exquise du ventre à la pression, son ballonnement excessif, la suppression des urines, le facies pâle, grippé, les yeux excavés, le nez effilé et enfin l'élévation rapide habituelle de la température.

Sauf le ballonnement excessif du ventre qui n'existait pas chez nos malades et l'élévation habituelle de la température, les symptômes sont absolument les mêmes, et encore pour ce qui est de la température, on ajoute que chez quelques sujets l'algidité est le phénomène prédominant.

M. Dieulafoy considère même l'hypothermie comme un signe de grande valeur en faveur de la perforation.

On ne peut donc pas se fier à des différences aussi minimes, et on peut dire que le diagnostic dans les cas auxquels nous faisons allusion est absolument impossible.

La déduction toute simple de ces faits est que la thérapeutique doit être la même. Il faut opérer et le plus vite possible. Il ne faut même pas se laisser influencer un instant par l'espoir qu'on peut se trouver en face d'une *fausse perforation*. Ce n'est pas pour prêcher la temporisation que j'écris ces lignes ; au contraire, c'est pour dire une fois de plus que, devant l'ensemble de symptômes signalés plus haut, il faut prendre toujours le bistouri.

Les temps ont bien changé ; nous ne sommes plus à l'époque où on croyait qu'intervenir chez un typhique, c'était le conduire à une mort certaine. Les trois malades que j'ai cités dans cet article ont tous parfaitement supporté l'opération et ont guéri. J'ai fait une laparotomie chez une malade qu'on m'avait adressée comme atteinte d'appendicite, qui avait 40 degrés depuis trois jours, qui vomissait continuellement. J'ai trouvé l'iléon très enflammé ; une fois le ventre ouvert, j'ai fait le diagnostic de fièvre typhoïde contrôlée par le séro-diagnostic, elle a eu une dothiénentérie des plus graves et a cependant guéri de son opération. Il ne faut donc pas croire que, parce qu'on fait une laparotomie à un typhique, il est mort. Comme on intervient au contraire pour des accidents de perforation qui ne pardonnent pas, l'opérer, c'est lui donner la seule chance de salut qui lui reste ; et ce qui peut encourager à l'opération, c'est que, dans les trois cas venus à ma connaissance, d'intervention faite pour une perforation qui n'existait pas, les trois malades ont guéri.

J'ai, pour ma part, opéré quatre dothiénentériques, et il m'a paru que chez ces malades les laparotomies laissaient très souvent à leur suite une éventration. Cela se comprend aisément quand on se rappelle la déchéance des éléments anatomiques dans la fièvre typhoïde, et particulièrement la dégénérescence des fibres musculaires des grands droits de l'abdomen. C'est ainsi que chez le malade dont j'ai cité l'observation au début de cet article, j'ai eu à réparer une énorme éventration en rapport du reste avec la très grande incision exploratrice que j'avais été obligé de faire. J'ai même dû m'y prendre à deux fois pour lui refaire une paroi solide ; la guérison est aujourd'hui complètement consolidée, pour me servir d'une expression peu française introduite dans la terminologie des accidents du travail.

Chez une autre malade qui m'avait été adressée comme atteinte d'appendicite et qui avait la fièvre typhoïde, la laparotomie a aussi laissé à sa suite une éventration.

Enfin, je ferai remarquer en terminant que, dans les trois observations que j'ai citées plus haut, c'est à une période tardive de la fièvre typhoïde, c'est chez un typhique presque en convalescence ou en état de rechute que les symptômes alarmants auxquels je fais allusion se sont montrés, et c'est peut-être à cela qu'il faut attribuer la guérison de ces malades. On sait, en effet, que les conditions d'opération sont bien meilleures pour un typhique arrivé au déclin de sa maladie que lorsqu'on est forcé d'intervenir pour une perforation du début.

CHAPITRE XXI

On constate une tumeur au milieu de l'abdomen. —
Elle est lisse, de forme ovoïde,
excessivement mobile dans le sens latéral, et s'accompagne
de troubles digestifs. —
C'est un kyste du mésentère.

Sans être excessivement rares, les kystes du mésentère ne sont pas tellement communs qu'il ne soit intéressant d'en rapporter les observations. Il n'y a pas encore de nombreuses années qu'ils étaient une trouvaille d'autopsie ; depuis, la laparotomie en a fait découvrir qu'on n'avait pas reconnus avant l'opération, et à l'heure actuelle leur diagnostic est encore assez délicat.

Aussi vais-je retracer l'observation d'une malade chez laquelle j'ai pu aisément faire le diagnostic, et l'intervention en a montré le bien fondé. Cette pauvre femme avait malheureusement un foie en mauvais état, l'un des reins malade ; elle était, de plus, emphysémateuse et a succombé aux suites d'une opération relativement simple.

Voici le résumé de cette observation : Mme X...,
âgée de quarante-deux ans, ménagère, entre dans mon
service de l'hôpital Tenon, le 2 mai 1905, avec une
tumeur de l'abdomen déterminant de violentes coliques.

Elle souffre, du reste, depuis plusieurs années.
D'abord elle s'est plainte de troubles digestifs légers,
de perte d'appétit, de constipation, de douleurs dans
le ventre, puis, plus tard, ces troubles s'accusèrent
jusqu'au point de déterminer des vomissements alimentaires qu'elle mettait sur le compte de la fatigue
et de son état nerveux. En même temps les coliques
devinrent si pénibles que parfois elles l'obligeaient à
garder le lit; mais elle n'avait encore senti par le
palper rien d'anormal du côté de son abdomen.

C'est environ trois ans avant son entrée à l'hôpital
qu'elle trouva, un jour, dans le flanc droit, tout près
de la ligne médiane, une « grosseur » un peu sensible
à la pression. Elle ne s'en préoccupa pas autrement,
si ce n'est que son volume augmentant, elle ne tarda
pas à ressentir une pesanteur dans les « reins », en
même temps qu'une douleur sourde qui s'irradiait à
la face antéro-interne des cuisses.

Les coliques devenaient en même temps plus violentes, durant parfois plusieurs jours sans que le repos
y apportât beaucoup d'amélioration; et comme son
amaigrissement s'accentuait, elle se décida à entrer à
l'hôpital.

L'examen de cette malade faisait facilement reconnaître une grosse tumeur du volume d'un œuf d'au-
truche, faisant une légère saillie sous la paroi abdo-

minale et située à peu près sur la ligne médiane, mais débordant notablement cette ligne médiane à droite.

La palpation permettait d'établir facilement ses limites. En haut, elle était séparée du foie par un petit espace que les doigts pouvaient délimiter; en bas, elle descendait dans l'hypogastre et dans la fosse iliaque droite, mais la main pouvait encore la séparer facilement de ces régions auxquelles elle n'adhérait pas; à droite, elle s'avançait dans l'hypocondre, mais sans le remplir, et, à gauche, elle débordait très peu la ligne médiane.

Cette tumeur était très sensible à la pression; sa surface était absolument lisse et, sans y trouver de la fluctuation, on avait l'impression de sa rénitence. Mais le symptôme le plus net, et sur lequel il faut insister, était son extrême mobilité dans le sens latéral. En prenant à pleine main cette tuméfaction, on la faisait passer et repasser avec beaucoup de facilité sous la sangle des droits, tandis qu'on n'imprimait que de légers mouvements dans le sens vertical.

La percussion donnait une légère submatité sur le point saillant de la tumeur, submatité qui s'effaçait de plus en plus pour arriver à une sonorité parfaite au delà des limites de la tuméfaction.

Le palper bimanuel des hypocondres ne montrait rien de particulier, et le toucher vaginal faisait reconnaître des organes génitaux sains, sans aucune connexion avec la tumeur. Celle-ci, en effet, déplacée dans le sens latéral et dans le sens vertical, laissait l'utérus absolument immobile.

En présence d'une tumeur de l'abdomen presque médiane, excessivement mobile dans le sens latéral et un peu dans le sens vertical, ovoïde, à surface lisse, de consistance élastique, à évolution assez lente, accompagnée d'accidents douloureux et de troubles digestifs, le diagnostic qui s'offrait à l'esprit était celui de *kyste du mésentère*. Il manquait bien la sonorité en avant qu'on trouve souvent dans cette espèce de tumeur; mais, lorsque son développement est assez grand pour effacer le calibre intestinal, cette sonorité disparaît.

Seule une tumeur pédiculée partie d'un autre organe pouvait être discutée; et cette tumeur pédiculée ne pouvait provenir que de l'ovaire, du foie, du rein ou de la rate.

Avais-je affaire à un kyste de l'ovaire à long pédicule? La chose était possible; mais, outre qu'il est rare de rencontrer un kyste aussi éloigné que cela de son point d'origine, la mobilité verticale qui existait, à peine pouvait nous faire rejeter ce diagnostic. Si cette tumeur avait eu pour point de départ l'ovaire, il eût été facile par la palpation de la faire descendre dans le petit bassin, et j'ai dit que sa mobilisation par en bas était très peu étendue.

Certes, des adhérences auraient pu la maintenir dans sa situation élevée; mais si elle avait été tenue par des adhérences aussi serrées, les mouvements de latéralité n'auraient pas été aussi étendus.

Étais-je en présence d'une tumeur du foie pédiculée, d'une vésicule biliaire kystique, par exemple, descendue dans la région hypogastrique, comme il en existe des exemples, puisqu'il y en a qui ont été prises pour des kystes de l'ovaire? Je ne devais pas le penser, d'abord à cause de l'indépendance qui existait entre le foie et la tuméfaction, puisque j'ai dit que les doigts enfoncés dans l'abdomen permettaient de la séparer du foie. De plus, cette femme n'avait aucun passé hépatique, et les coliques qu'elle ressentait étaient nettement intestinales, généralisées dans tout le ventre et nullement localisées à droite.

Le rein n'était pas non plus en question, puisque la fosse lombaire était libre et que le palper bimanuel ne montrait rien d'anormal de ce côté.

Fallait-il songer à un kyste de la rate? Non, puisque la tumeur prédominait surtout du côte droit.

Restait l'hypothèse d'un kyste du pancréas; mais ils sont loin d'avoir la mobilité de cette tumeur, et j'en dirai de même d'un foyer de péritonite enkystée que les commémoratifs auraient, du reste, permis de déceler.

Donc, par les symptômes mêmes de la tumeur et par exclusion des autres kystes pouvant appartenir à d'autres organes, il fallait faire le diagnostic de *kyste du mésentère*.

La laparotomie permit en effet de reconnaître un gros kyste, s'appuyant sur la région vertébrale et ayant en avant de lui des anses intestinales.

Après avoir soigneusement protégé le péritoine, je le ponctionnai à droite et à sa base. Il s'écoula plus d'un litre d'un liquide un peu consistant, d'une coloration brun jaunâtre, dont voici du reste l'analyse :

Volume		180 cc.		
Réaction		alcaline		
Densité		1.038		
Point cryoscopique		$\Delta = 0°97$		
Extrait à sec à 100°		41 gr. 76 p. 1.000		
Chlorures en NaCl		3 » 30	—	
Phosphates en P^2O^5		0 » 72	—	
Urée		2 » 22	—	
Albumines totales 17 gr. 60 p. 1.000	Serine	14 » 82	—	
	Globul.	2 » 30	—	
	Mucine	0 » 56	—	
Matières grasses		9 » 32	—	
Cholestérine		2 » 46	—	
Pigments biliaires		Q. très applicable		
Matière réductrice exprimée en glucose		3 gr. 07 p. 1.000		

De plus, ce liquide renferme un ferment transformant l'amidon en glucose.

C'était, comme on le voit, un kyste séreux à contenu surtout hématique. L'hypothèse d'un kyste hydatique avait été examinée sans que je m'y sois arrêté à cause de leur rareté, et j'en dirai de même du kyste dermoïde, qui devait du reste être écarté à cause de la consistance même de la tumeur.

Le kyste vidé et nettoyé, j'en essayai l'extirpation. Je trouvai bien un plan de clivage, mais je dus m'arrêter devant des adhérences intimes avec la veine cave et l'aorte. Je suturai le péritoine mésentérique au péritoine pariétal en attirant la poche au dehors. Je réséquai ce que je pus de cette poche et la marsupialisai après résection et plissement à la soie. Je plaçai enfin un drain avec une mèche dans ce qui restait du kyste et mis un petit drain de précaution dans la cavité abdominale. La peau fut réunie par des agrafes.

L'opération avait été rapide, relativement simple, et je fus étonné de voir cette femme, le lendemain de l'intervention, avoir de la fièvre et un mauvais pouls.

Cet état s'aggrava, et elle ne tarda pas à succomber à une légère infection dont ses organes en mauvais état ne lui permirent pas de triompher.

On trouva, en effet, à l'autopsie une petite quantité de liquide louche dans le fond du kyste et un peu de péritonite avoisinante. La poche s'était développée en plein mésentère et ne présentait plus d'adhérences avec l'aorte, car elles avaient été libérées pendant l'opération ; mais elle tenait intimement à la veine cave et au pédicule du rein droit.

Ce rein droit était blanc et très augmenté de volume. Le foie était gras et les poumons emphysémateux.

———

CHAPITRE XXII

**On constate une tumeur dure dans le flanc gauche
au niveau de l'ombilic. — Elle ne siège ni dans la rate,
ni dans le pancréas. — C'est une
tumeur du mésentère. — Diagnostic de ces tumeurs.**

Si les kystes du mésentère, sans être très communs,
se présentent parfois à l'observation du clinicien, les
tumeurs solides de cet organe peuvent être considérées
comme très rares, et leur histoire est, du reste, impar-
faitement écrite.

Leur diagnostic est de ce fait très difficile, et je
crois même qu'on peut affirmer l'impossibilité d'une
certitude en pareil cas. On doit cependant arriver, à
l'aide des symptômes bien observés, à localiser la
tumeur dans le mésentère ou tout au moins à avoir
de grandes présomptions à cet égard, et, sans préjuger
la nature anatomique du néoplasme, à établir s'il faut
ou non pratiquer une intervention.

Mme A. H..., âgée de cinquante-cinq ans, brunis-
seuse de sa profession, entrée dans mon service de

Saint-Louis le 3 juillet 1906, va nous montrer combien les difficultés du diagnostic sont grandes en pareille occurrence, mais comment aussi, en étudiant bien son sujet, on peut arriver à approcher de la vérité.

Quand j'interrogeai cette femme, elle n'accusa pas de symptômes bien nets au début. Il y a environ un an, disait-elle, elle avait ressenti de fortes coliques siégeant dans tout le ventre, mais sans vomissements et même sans dérangement des fonctions intestinales, car elle n'avait eu, à ce moment, ni constipation ni diarrhée. Elle n'avait, du reste, pas fait grande attention à ces douleurs qui allaient et venaient, semblant pourtant accuser un maximum du côté gauche.

C'est six mois avant son entrée à l'hôpital que la situation s'aggrava. Elle fut alors prise de diarrhée; les selles contenaient des grumeaux, pour me servir de l'expression employée par la malade, et en même temps les douleurs devenaient plus vives. L'amaigrissement ne tarda pas à se montrer, et avec des alternatives de bien et de mal, elle arriva à s'inquiéter et entra à l'hôpital Saint-Louis. La présence d'une tuméfaction dans l'abdomen avait à peine frappé son attention, et, à l'inspection, le ventre ne présentait en effet rien d'anormal; mais la palpation faisait facilement reconnaître une tumeur assez volumineuse siégeant dans l'hypocondre gauche.

Débordant un peu la ligne médiane à droite, cette tumeur remontait d'environ deux travers de doigt audessus de l'ombilic, et à gauche et en arrière elle s'étendait jusqu'à la colonne vertébrale présentant une forme irrégulière. En bas, on pouvait la suivre descendant au-devant du rachis jusqu'à trois travers de doigt au-dessous de l'ombilic, sans bord net, sans limites bien précises. L'examen n'était pas douloureux et permettait de reconnaître une masse dure, paraissant composée de deux parties superposées.

La mobilité de la tumeur était très peu étendue; nulle dans le sens vertical, elle pouvait être constatée dans les mouvements de latéralité, mais très limitée toutefois; et les mouvements respiratoires n'avaient aucune influence sur la situation de la tuméfaction.

La percussion donnait un son mat au point culminant de la tumeur, matité devenant de moins en moins nette à la périphérie pour se terminer par une zone de sonorité éclatante.

Tels étaient les renseignements recueillis et à l'aide desquels il fallait d'abord commencer par localiser l'affection dans un organe.

On pouvait commencer par exclure d'abord la colonne vertébrale sur laquelle la tumeur était en quelque sorte collée. La situation à gauche, l'absence complète de déviation dans l'axe du rachis et l'intégrité complète du fonctionnement de la moelle permettaient d'affirmer qu'on n'était pas en présence d'un sarcome de la colonne vertébrale.

C'était donc dans un des viscères de l'abdomen qu'il fallait placer la lésion.

Pouvait-on exclure l'intestin? Avec facilité et certitude; d'abord à cause de la fixité de la tumeur, ensuite à cause de l'absence du moindre symptôme d'occlusion qui n'aurait pas manqué avec un néoplasme arrivé à ce volume. Il y avait bien eu de la diarrhée, mais sans mélæna, et ce flux intestinal, intermittent du reste, pouvait s'expliquer d'une autre façon, comme je le dirai tout à l'heure. L'estomac n'était pas en question pour les mêmes raisons; restaient le rein, la rate et le pancréas.

Le rein n'était pas augmenté de volume. La palpation bimanuelle permettait d'affirmer l'intégrité de sa loge; les urines examinées à plusieurs reprises avaient été trouvées normales, et enfin la situation anatomique de la tuméfaction n'était pas celle de l'organe excréteur de l'urine.

La rate était hors de cause, se trouvant bien au-dessus et en dehors du siège de la tumeur, car il était possible d'introduire la main entre la partie supérieure de celle-ci et le rebord costal. L'analyse du sang n'avait, de plus, décelé qu'une légère poly-nucléose.

Restait le pancréas, et il y avait lieu de se demander si on ne se trouvait pas en présence d'un néoplasme de la queue de cet organe. Certes il n'existait aucun trouble dans la composition des urines, ni même dans la digestion, sauf cependant la diarrhée signalée; mais la situation de la tumeur à gauche, sa fixité relative, son accolement à la colonne vertébrale devaient faire réfléchir.

Du reste, en s'appuyant sur l'anatomie topographique, on pouvait exclure le pancréas pour arriver à placer la lésion dans le mésentère où elle se trouvait réellement.

En prenant en effet l'ombilic comme point de repère, on sait qu'un plan horizontal mené par cet ombilic répond au disque intervertébral qui sépare la troisième de la quatrième vertèbre lombaire. Or la tumeur descendait à trois travers de doigt au-dessous de l'ombilic et remontait à trois travers de doigt au-dessus, c'est-à-dire qu'elle s'étendait à peu de chose près en bas jusqu'à la cinquième vertèbre lombaire et en haut jusqu'à la deuxième vertèbre du même groupe. Or le pancréas croise la colonne vertébrale au niveau de la première et de la deuxième vertèbre lombaire, c'est-à-dire bien au-dessus. La tumeur était donc placée beaucoup trop bas pour appartenir à cet organe, tandis qu'au contraire elle s'adaptait bien au siège du mésentère, qui s'étend du côté gauche de la deuxième vertèbre lombaire jusqu'au côté interne du cæcum sur une longueur de 16 à 18 centimètres.

Par exclusion, il fallait donc placer la tumeur dans le mésentère, d'autant plus qu'en descendant elle empiétait sur la ligne médiane.

C'est en effet le diagnostic de tumeur solide du mésentère auquel je m'arrêtai de préférence, avec des réserves bien entendu. Quant à la nature du néoplasme, on ne connaît que les lipomes, les sarcomes et les lymphadénomes qui soient décrits dans cet organe. Ce n'était certes pas un lipome à cause de la consistance dure de la tumeur; les lymphadénomes sont rarissimes, paraît-il : la tumeur devait donc être un sarcome; je dis « devait », car l'examen histologique n'a pu être fait.

Comme on le sait, les tumeurs solides du mésentère diffèrent des kystes de cet organe par un point

capital sur lequel je dois insister. Tandis que c'est en
se basant sur l'extrême mobilité de ces derniers qu'on
fait le diagnostic, on doit au contraire s'attendre à
une certaine fixité quand il s'agit d'une néoplasie con-
jonctive.

J'opérai la malade le 5 juillet, plutôt pour asseoir
une opinion définitive, car il y a toujours le kyste
hydatique auquel on peut espérer avoir affaire, que
pour pratiquer une extirpation radicale, et, le ventre
ouvert, je découvris une masse volumineuse occupant
le siège indiqué plus haut et recouverte d'anses intestinales adhérentes sur le tiers à peu près de leur circonférence. Je les soulevai et j'aperçus alors une espèce de coque blanc jaunâtre qui me fit croire un
moment à une hydatide; malheureusement la ponction
montra que c'était du sarcome, car il ne s'écoula aucun liquide, mais une matière charnue, molle, qui ne
laissait aucun doute sur le caractère malin de la maladie.

Cette tumeur adhérait partout, et il n'y avait pas à
songer à en pratiquer l'extirpation. Je refermai donc
l'abdomen, après m'être assuré de l'intégrité de la
rate et des organes voisins.

La malade mourut deux jours après l'opération, et
l'autopsie montra en effet une tumeur ramollie ayant
dédoublé le mésentère et adhérant intimement à plusieurs anses de l'intestin grêle, ce qui pouvait expliquer la diarrhée présentée par la malade. Elle était,
de plus, intimement accolée à la colonne vertébrale et
attenait par quelques adhérences au pôle supérieur du

rein gauche qui était normal. C'est avec beaucoup de peine qu'on parvint à le détacher sans arriver à l'avoir en totalité.

Le pancréas et la rate étaient sains. L'état avancé de la tumeur, quoique l'autopsie eût été pratiquée dans les délais légaux, ne permit pas de faire l'examen histologique.

CHAPITRE XXIII

Il y a infection puerpérale avec fièvre persistante sans écoulement fétide. L'élévation de la température est-elle sous la dépendance de l'infection utérine seule ou de la propagation de l'infection aux annexes ? — Quelle est la conduite à tenir ?

A côté des septicémies puerpérales graves pour lesquelles peut se discuter l'extirpation de l'utérus, sujet sur lequel je compte revenir, il existe des infections de moindre importance et sur la thérapeutique desquelles il est bon d'être fixé.

Laissant de côté la question des rétentions placentaires ou autres débris infectés, question aujourd'hui fixée, et qui sont justiciables du curetage et des lavages intra-utérins, je voudrais attirer l'attention sur des affections qui sont susceptibles de guérir toutes seules sans traitement opératoire, mais qu'il faut connaître et surveiller pour être prêt à agir si l'indication s'en posait.

J'empiète un peu, je le sais, sur le terrain des accoucheurs; mais comme ce sont des malades que nous voyons entrer à chaque instant dans nos services de chirurgie et qui peuvent se rencontrer dans la pratique courante, tout médecin doit savoir quelle conduite il aura à tenir.

Une observation fixe toujours mieux les idées que des symptômes énumérés à la file les uns des autres; je vais donc résumer l'histoire d'une malade auprès de laquelle je fus appelé en consultation et qui, accouchée depuis quinze jours, présentait une fièvre constante depuis le deuxième jour après ses couches. Quand je la vis pour la première fois, la fièvre était entre 38° et 39°, et j'appris que le deuxième jour après l'accouchement, le thermomètre était monté à 38° et avait atteint 40° le cinquième jour. Les couches s'étaient passées normalement; la délivrance avait été aussi complète que possible, et on mettait la fièvre sous la dépendance d'une infection intestinale provenant d'une constipation opiniâtre pendant la grossesse. Il faut ajouter qu'après l'accouchement, il y avait eu une évacuation intestinale formidable.

Le pouls était à 110; le facies de la malade était un peu tiré, mais n'était pas mauvais; l'appétit, quoique médiocre, n'avait pas disparu; mais il n'y avait eu aucune espèce de vomissements, ni même un état nauséeux dénotant un retentissement péritonéal d'importance.

Le ventre n'était pas ballonné, point douloureux, et le toucher était relativement facile chez cette femme qui avait eu déjà plusieurs enfants. Les notions qu'il donnait étaient des plus nettes. L'utérus avait parfaitement fait son involution, était revenu derrière le pubis et ne présentait rien d'anormal ; le col, à peine ouvert, permettait juste l'admission de la pulpe de l'index ; mais cet utérus était immobilisé, et cela à cause d'un empâtement manifeste du ligament large gauche et d'une salpingite facile à sentir du côté droit.

Du côté de la vulve, il y avait quelques légères excoriations cicatrisées et à peine un petit écoulement vaginal sans odeur.

Le diagnostic était facile à poser : infection annexielle consécutive à l'accouchement, et la thérapeutique qui en était la conséquence aussi simple à instituer : glace sur l'abdomen, injections vaginales chaudes matin et soir et liberté du ventre à l'aide de laxatifs. Je donnai de plus un peu de sulfate de quinine pour agir sur la température, et prescrivis une alimentation assez substantielle pour soutenir la malade.

Malgré ce traitement rigoureusement suivi, la température tomba à peine, l'état local resta le même ; il y eut même quelques petites pertes sanguines, de petits frissons, et un jour le thermomètre recommença à monter pour arriver encore à 40°.

Devant cette aggravation des symptômes, je me demandai s'il n'y avait pas à agir sur l'utérus, et à pratiquer tout au moins une injection intra-utérine pour modifier l'état de cet organe primitivement infecté ; mais, avant de faire cette petite manœuvre, je voulus prendre l'avis d'un de mes collègues, accoucheur des hôpitaux, et rendez-vous fut pris pour le lendemain.

Quand j'arrivai pour la consultation, je trouvai

bien du nouveau. Le médecin de la famille, qui, avec l'accoucheur, donnait des soins à l'enfant, m'apprit que le nouveau-né était atteint d'érysipèle du cordon et dans l'état le plus grave. C'était la même garde qui donnait des soins à la mère et à l'enfant, et ainsi s'expliquait cette nouvelle poussée de température qui m'avait un moment dérouté.

Il n'y avait qu'une chose à prescrire : isoler le pauvre petit être, changer la garde et redoubler de soins de propreté, ce qui fut fait, et le lendemain la température commença graduellement à descendre pour ne plus remonter, en même temps que petit à petit l'état local s'améliorait.

Le thermomètre indiqua bientôt des températures de 36°5 le matin, de 37° le soir ; et quinze jours après la défervescence complète, je permis à la malade de se lever ; il ne restait plus qu'un petit empâtement insignifiant au côté gauche, complètement insensible, et la malade ne tarda pas à se lever.

Comme on le voit, le diagnostic d'infection puerpérale était bien facile à poser, quoiqu'on ait prononcé le mot de grippe consécutive à une constipation opiniâtre ; mais cette infection puerpérale peut se manifester de bien des façons : elle peut se limiter à l'utérus et aux vaisseaux rouges et blancs qui entourent cet organe, ou bien encore gagner les annexes, comme dans le cas que je viens de citer. Le simple toucher permet de se renseigner en constatant ou un empâtement des culs-de-sac, ou une masse bien nette et facile à circonscrire, soit du côté droit, soit du côté gauche, soit des deux côtés. Quand à cette constatation se joint l'absence complète de tout écoulement fétide, quand de plus l'utérus est bien revenu sur lui-même, ce sont les inflammations annexielles qui dominent la scène, et l'infection utérine doit être mise au second plan.

Aussi suffit-il d'instituer la thérapeutique des salpingites, et doit-on voir petit à petit les symptômes s'amender tant au point de vue local qu'au point de vue général ; il se peut que parfois la chute graduelle de la température soit interrompue par une petite poussée, mais celle-ci doit être de peu d'importance et s'apaiser rapidement.

Quand, au contraire, on ne constate pour ainsi dire pas de changement, quand le thermomètre reste à peu près stationnaire, quand de plus on observe comme chez ma malade de petits frissons qui, sans être bien graves, se manifestent presque quotidiennement, on est en droit de penser que le foyer utérin n'est pas éteint, qu'il est le point de départ de nouvelles invasions microbiennes, et je suis d'avis que, dans ces cas-là, il faut agir. Je ne l'ai pas fait dans l'observation qui précède, parce que l'érysipèle du cordon dont était atteint le nouveau-né m'a donné la clef de la réinfection. La garde qui pansait l'enfant réinoculait la mère, et la meilleure preuve en est qu'avec l'isolement et le changement d'infirmière, le mieux s'était fait immédiatement sentir ; mais si je n'avais pas trouvé cette cause, j'aurais proposé des lavages intra-utérins.

Cette question de thérapeutique demande à être

discutée; car bien des accoucheurs, dans les cas auxquels je fais allusion, sont d'avis qu'il ne faut pas agir sur l'utérus, mais bien sur l'état général. Ils donnent, pour expliquer cette conduite, d'excellentes raisons qui sont les suivantes : quand l'infection date déjà de plusieurs semaines, ce n'est plus la muqueuse utérine seule qui est la cause des accidents; mais il s'est fait des lésions dans l'intérieur et autour de cet organe, il y a de la phlébite, de la lymphangite péri-utérine, et par une action sur l'intérieur de l'utérus vous ne modifiez pas l'état de ces vaisseaux.

Bien plus, vous risquez, si vous agissez un peu brutalement, et la chose est facile, vous risquez, dis-je, de produire de nouvelles inoculations qui vont déterminer des poussées nouvelles.

Certes, je souscris à ces raisons; et quand par une médication appropriée on sent qu'on aura raison des accidents, quand l'état général est bon, il vaut mieux s'abstenir de toute manœuvre intra-utérine; mais si, malgré une thérapeutique bien conduite, l'état ne s'améliore pas, si, au bout de plus d'un mois, la fièvre dure toujours et atteint 39° le soir, il me semble qu'on ne peut rester les bras croisés devant une femme qui s'infecte de plus en plus et qu'on est autorisé à agir.

Dans l'observation citée plus haut, j'étais sûr que la délivrance avait été complète; mais en est-il toujours de même? Peut-on savoir s'il n'est pas resté des débris placentaires? On aura, pour se renseigner sur la présence dans l'intérieur de la matrice de ces produits infectés, l'état des lochies qui seront plus ou moins colorées, plus ou moins odorantes, et, quand l'écoulement sera fétide, ce sera une raison de plus d'agir et d'agir le plus vite possible.

A quoi doit maintenant se borner la thérapeutique intra-utérine? A la manœuvre qui traumatisera le moins l'organe, à un lavage intra-utérin.

Ce lavage intra-utérin est très simple si on est appelé les tout premiers jours èt si on peut agir avant que les lésions ne soient profondes, c'est-à-dire au début même des accidents. En effet, le passage est libre, le col ouvert, et rien n'est plus facile que d'introduire une sonde intra-utérine dans la matrice sans brutaliser le moins du monde cet organe.

Il n'en est pas de même quand l'utérus a fait son involution. Si, en effet, le toucher montre un col à peu près refermé, on peut se demander si la sonde passera, et il n'y a qu'un moyen de le savoir, c'est d'essayer. On tentera donc de passer l'instrument de Doléris ou un autre avec beaucoup de ménagements, et après s'être bien rendu compte de la direction de l'axe intra-utérin. Si cette sonde est trop grosse pour passer, celle de Browman franchira certainement le col et permettra de porter un topique au contact de la muqueuse intra-intérine. Au besoin même, je n'hésiterai pas à faire une légère dilatation à l'aide des bougies d'Hegar, à condition d'opérer, bien entendu, avec beaucoup de douceur et de ménagements.

Quel est maintenant le liquide qu'il faut injecter? Il est de connaissance courante que dans un utérus incomplètement revenu sur lui-même on ne peut injecter les substances qui sont tolérées par ce même organe à l'état normal. Aussi doit-on s'abstenir du sublimé et de l'acide phénique susceptibles de produire des accidents, et faut-il se servir de l'eau boriquée ou d'une solution de permanganate de potasse à 0gr,25, 0gr,50 et même 1 gramme p. 1 000. Tarnier a conseillé la solution suivante :

Iode métallique.	3 grammes
Iodure de potassium.	4 —
Eau distillée.	1 litre

C'est la solution forte, on peut commencer par une dose plus faible en ne mettant que 2 grammes d'iode et 4 grammes d'iodure de potassium. Enfin nous possédons aujourd'hui un liquide excellent qui est l'eau oxygénée à 12 volumes. On peut l'employer coupée de la moitié d'eau bouillie et arriver à l'employer presque pure ; mais elle est quelquefois mal tolérée par la muqueuse vaginale.

Il est bien entendu que ce que je viens de dire ne regarde pas les infections puerpérales très graves qui réclament, elles, une intervention plus rapide, plus précoce et plus active.

CHAPITRE XXIV

Il y a infection puerpérale grave. — Tous les moyens dirigés contre cette infection ont échoué. — Faut-il pratiquer l'hystérectomie?

Nous ne sommes plus au temps où les femmes fuyaient la capitale pour aller accoucher à la campagne. Depuis les immortelles découvertes de Pasteur et leurs si fécondes applications par Lister, les choses ont bien changé. Mais, malgré tout, les malheureuses accouchées paient encore une dîme à la mortalité ; cet acte physiologique qu'est la mise d'un enfant au monde, coûte encore parfois la vie à bien des mères.

Parmi les causes de léthalité chez les parturientes, la plus fréquente est sans conteste l'infection puerpérale. Mais alors il ne s'agit plus de ces accidents légers desquels je parlais dans le précédent article, mais de septicémie puerpérale très grave, et c'est contre cette septicémie que doivent porter tous les efforts de la thérapeutique chirurgicale.

Cette infection puerpérale grave peut revêtir deux formes : une forme aiguë, dans laquelle les accidents marchent avec une rapidité extraordinaire, et contre cet empoisonnement nous sommes impuissants, et une forme à marche plus lente dont je vais m'occuper, car c'est de beaucoup la plus fréquente et celle devant laquelle le praticien se trouve le plus souvent en présence.

Je laisserai de côté les cas de gangrène de l'utérus signalés par Picqué ; car il me semble que, pour ces malades, il n'y a pas de doute, c'est à l'hystérectomie faite le plus rapidement possible qu'il faut avoir recours. Je m'occuperai donc de l'infection puerpérale soit *post partum,* soit *post abortum,* la conduite chirurgicale devant être la même dans les deux cas.

Nous voici donc en face d'une malade qui, à première vue, paraît profondément touchée. La face est pâle, présente une teinte cireuse; les yeux sont creux, les muqueuses sont décolorées. Le pouls est petit, dépressible, fréquent, bat de 120 à 130 pulsations. La température peut s'élever à 39°-40°, mais souvent ne dépasse pas 38°5. Le ventre est ballonné ; il y a des frissons. Les vomissements peuvent se montrer, mais ne sont pas constants, et enfin, dans un grand nombre de cas, il y a un écoulement fétide par le vagin.

Cette femme a déjà subi un ou plusieurs curettages, et tous les traitements dirigés contre l'infection puerpérale ont échoué. Faut-il ou non, malgré ce qu'a de pénible le sacrifice de l'utérus, pratiquer l'hystérectomie? C'est ce problème que je me propose d'étudier.

L'extirpation de l'utérus dans les cas d'infection

puerpérale grave n'est guère admise que depuis trois ou quatre ans. Tuffier, en 1899, avait posé la question à la Société de chirurgie et dans la thèse de son élève Bonamy ; mais, comme il le dit dans son rapport au Congrès de chirurgie de Rome en 1902, sa communication « n'eut guère d'écho ». Quand j'ai soulevé à nouveau le débat en 1901 à propos d'une présentation de pièces de Picqué en demandant que cette question intéressante fût mise à l'ordre du jour, elle avait fait quelques progrès, car nous étions au moins six chirurgiens ayant enlevé des utérus infectés soit *post partum,* soit *post abortum.*

A l'heure actuelle, l'hystérectomie est admise en principe et, pour ma part, je reste fidèle à la formule que j'ai donnée à la Société de chirurgie[1] et qui est la suivante : « Dans tous les cas d'infection puerpérale grave qui mettent directement la vie de la malade en danger, il faut pratiquer la laparotomie. Celle-ci permettra de parer à toutes les éventualités qui pourraient se rencontrer. Elle devra être suivie de l'hystérectomie abdominale toutes les fois qu'on se trouvera en présence d'un utérus infecté n'ayant pas fait sa régression. »

Il est bien entendu que cette hystérectomie sera toujours une opération exceptionnelle, l'*ultima ratio :* « aussi bien, disais-je, dans cette question de l'intervention, ne s'agit-il pas, comme on aurait de la tendance à nous le faire dire, de faire sauter les utérus des femmes infectées. Nous n'avons tous en vue, nous

---

[1] *Bulletin de la Société de chirurgie,* 1901.

partisans de l'hystérectomie, que les cas excessivement graves[1], » et la question de l'opération ne se
pose que lorsque tous les moyens de traitement ont
été employés sans succès.

Il n'y a plus à prouver la légitimité de l'extirpation
de l'utérus dans les cas d'infection puerpérale auxquels
je fais allusion. Nombreuses sont les observations
dans lesquelles on a trouvé un abcès dans l'intérieur
même du muscle utérin, et probantes aussi sont les
observations dans lesquelles, comme dans celle de
J.-L. Faure, la section de l'utérus enlevé a montré un
gros débris placentaire ayant échappé à plusieurs
curettages.

Aussi ai-je été profondément étonné de voir M. Treub,
dans son rapport au Congrès de Rome 1902, écarter
de sa statistique « les cas dans lesquels l'hystérectomie a été faite pour la rétention placentaire, pour le
pyosalpynx, pour les fibromes en voie de putréfaction ».
C'est une singulière façon de faire des statistiques, car
enfin un débris de placenta qui a échappé à plusieurs
curettages, qui cause des accidents mortels et qui ne
peut être enlevé qu'avec l'organe qui le porte, com-
mande bien, il me semble, l'hystérectomie ; et qui va
nous dire si c'est ce débris placentaire ou simplement
l'utérus seul qui est la cause de l'infection générale ?
Il en est de même pour certains cas de pyosalpynx et
de fibromes en voie de putréfaction. Il est très facile
d'en parler après l'autopsie ; mais au lit de la malade,

---

[1] *Loc. cit.*

sur une femme qui a de la pelvipéritonite, le ventre ballonné, les ligaments larges plus ou moins envahis et dont l'examen est de ce fait particulièrement difficile, il est souvent impossible de se rendre compte de ce qui appartient à l'utérus et de ce qui revient aux annexes, et, pour ma part, je crois souvent le toucher impuissant à vous dire si les annexes sont concurremment prises avec l'utérus ou si la matrice seule est en cause. C'est très joli de faire des classifications, à tête reposée, dans le silence du cabinet; il est facile, dans des rapports à des Congrès, d'établir des classifications; mais en clinique il n'en va plus de même, il faut poser la question d'une façon beaucoup plus large, d'après les renseignements plus ou moins complets que vous donne l'examen de la malade, et discuter la valeur de l'opération, que les manifestations de la septicémie puerpérale soient simplement utérines ou bien encore utérines, annexielles et péritonéales.

Reste la question la plus délicate, et qui le sera toujours : c'est la décision de l'intervention ! Certes, les indications sont difficiles à poser ; mais il en est ainsi dans beaucoup de cas de chirurgie abdominale, et, en y réfléchissant, on a pour soi tous les symptômes qu'on a dans les autres infections graves du péritoine, avec cette connaissance de plus toutefois, c'est qu'on est sûr de la cause des accidents et de leur point de départ qui est l'utérus.

Quels sont les symptômes qui doivent guider le chirurgien ? Nous allons les passer en revue.

Il y a d'abord l'aspect général de la malade avec ce teint cireux, ces yeux particuliers que nous avons décrits précédemment. Quand on a vu de ces femmes profondément infectées, on n'oublie plus leur facies caractéristique; mais il faut reconnaître qu'on a rencontré de ces patientes, qui avaient l'air d'avoir déjà un pied dans la tombe, revenir à la santé avec les moyens de traitement habituels.

La température fournit des renseignements précieux, mais cette température peut varier. Nous avons très souvent vu guérir des femmes ayant atteint 40° et mourir des accouchées chez lesquelles le thermomètre n'avait pas dépassé 39°. Cette température n'a donc pas de valeur propre par elle-même.

Il en est de même du pouls, qui donne cependant, lui, des renseignements de la plus haute importance; car c'est d'après lui qu'on va juger de la force de résistance de la malade et savoir si, oui ou non, elle est en état de subir une opération.

L'examen du sang n'a pas donné non plus ce qu'on attendait de lui et ne peut malheureusement nous dire s'il faut ou non opérer.

Les signes locaux ont aussi, sans être décisifs, chacun leur signification. Sans parler des renseignements donnés par le toucher auxquels nous avons fait plus haut allusion, il faut prendre en considération la quantité, l'odeur et l'aspect de l'écoulement vaginal. On se rendra compte par soi-même de ces différentes modalités en pratiquant le cathétérisme intra-utérin, qui montrera en même temps s'il y a ou non rétention intra-utérine des produits infectés.

L'état du péritoine déterminant un plus ou moins grand ballonnement du ventre devra être aussi noté.

Enfin j'ai indiqué comme symptôme la régression utérine incomplète. Tuffier, dans son rapport déjà cité, dit : « Rochard a voulu en faire un des caractères principaux de l'infiltration purulente des parois utérines. » Rien n'est moins exact; voici mes propres paroles à la Société de chirurgie : « Je n'y attache pas du reste une bien grande importance ; mais cette régression imparfaite montre qu'on a affaire à un utérus volumineux dont la source d'infection est par cela même considérable, et ce symptôme rapproché des autres peut concourir à un ensemble dont aucun détail ne doit être négligé, puisque nous nous mouvons dans l'incertain et nous trouvons devant des indications extrêmement difficiles à poser[1]. » Et là est, il me semble, la vérité. Aussi ne doit-on rien négliger dans l'étude de sa malade, pas plus aucun des signes que nous venons d'indiquer que l'examen des différents appareils qui montrerait si le foie, les reins, le cœur, les poumons sont ou ne sont pas touchés.

Il est bien entendu qu'on n'interviendra que sur des femmes susceptibles de pouvoir supporter une opération. Je dis cela, car j'étais loin de m'attendre, surtout de la part de Tuffier, au reproche *d'aller trop loin* en matière d'opération. Toujours dans son rapport au Congrès de Rome, il détache cette phrase de ma communication à la Société de chirurgie (que ne fait-on dire aux gens en découpant quelques mots dans leurs écrits !) : « On peut tout tenter chez des malades qui sont irrévocablement perdues. » Et il ajoute : « Il y

---

[1] *Bulletin de la Société de chirurgie*, 1901, p. 278.

a une limite qui doit arrêter le chirurgien le plus hardi, et quand une femme nous arrive en hypothermie, avec un pouls filant, les extrémités froides, le sensorium aboli... » Mais, mon cher Tuffier, ce n'est pas une malade, c'est une morte que vous nous présentez là ! et vous m'avez bien mal compris. J'ai dit « irrévocablement » perdu et je maintiens mes termes. Un malade atteint de pleurésie purulente très grave est irrévocablement perdu, si vous ne lui faites pas l'empyème ; un homme atteint d'une plaie au cœur est irrévocablement perdu si vous n'essayez pas de la suturer ; irrévocablement perdu aussi, il me semble, cet homme atteint d'un anévrisme de l'aorte, et auquel, pour me servir de votre propre expression, vous avez donné *le coup qui achève*. Non', il y a des choses qu'on n'a pas besoin d'écrire parce qu'elles s'imposent : on n'opère, dans quelques circonstances que ce soient, que des malades qu'on croit avoir des chances de sauver par une intervention, et ces malades-là n'ont pas les extrémités froides, le pouls filant et le sensorium aboli.

Je termine en rappelant qu'il y a 10 p. 100 de mortalité chez les femmes atteintes d'infection grave à la suite de couches. Faut-il se croiser les bras, ne rien faire et laisser mourir ainsi une femme sur dix sans rien tenter ? Je ne puis accepter ce tranquille fatalisme.

Aussi, quand on m'appellera auprès d'une malade atteinte d'infection puerpérale très grave (et sur les cinq auxquelles j'ai pratiqué l'hystérectomie abdominale, j'ai toujours été appelé par un accoucheur), que cette infection aura résisté à tous les traitements dirigés contre elle et que je croirai les indications de l'hystérectomie posées, je pratiquerai cette opération. En la faisant, certes, on enlève à une femme la possibilité d'être mère; mais on a pour soi la chance de conserver une mère aux enfants qu'elle a déjà, ce qui est bien quelque chose.

Du reste, nous les partisans de l'hystérectomie, nous avons eu gain de cause et, à l'heure actuelle, beaucoup acceptent cette opération, qui ne voulaient pas en entendre parler avant la discussion de 1901 à la Société de chirurgie. Au IVe Congrès de gynécologie tenu à Rome en 1902, M. Treub lui-même, qui m'a reproché (et mes collègues les chirurgiens se trouvent, ce me semble, atteints par ce reproche immérité, du reste) d'enlever à de pauvres femmes qui souffrent continuellement les deux ovaires malades et les trompes enflammées et désormais inutiles; M. Treub, dis-je, qui, si j'ai bonne mémoire, m'a fortement pris à partie pour soutenir l'hystérectomie, conclut son rapport au Congrès de Rome de la façon suivante : « Pour quelques cas exceptionnels, l'hystérectomie pourra réussir là où le traitement obstétrical a échoué. » Je n'ai jamais voulu dire autre chose.

CHAPITRE XXV

Faut-il enlever l'utérus quand l'ablation bilatérale des annexes a été reconnue nécessaire?

Il y a encore peu d'années, l'ablation de l'utérus ne suivait pas nécessairement l'extirpation des annexes des deux côtés. Avec la méthode de l'amputation supra-vaginale de la matrice, les choses ont bien changé, et aujourd'hui la règle, pour moi comme pour la plupart des opérateurs, est de faire suivre la suppression des ovaires et des trompes d'une hystérectomie subtotale.

Nous avons tous été autrefois frappés de ce fait, c'est que des femmes guéries de leurs douleurs dans les côtés, ayant recouvré la santé à la suite d'une castration double, venaient nous retrouver pour des écoulements vaginaux qu'un curettage avait été impuissant à faire cesser. Souvent même l'état général de ces malades n'était pas parfait, à cause de la présence d'une métrite que la suppression des ovaires n'avait pas guérie, et, inquiètes en même temps que très incommodées par des pertes tenaces, elles venaient nous demander de les faire disparaître.

Il est rare, en effet, qu'un utérus assez infecté pour avoir été le point de départ de la lésion des annexes soit bien toléré par les malades. Certes, il en existe des exemples, et tous nous avons des femmes qui se portent très bien avec une matrice débarrassée de ses ovaires et de ses trompes; mais c'est une chance à courir, et l'hystérectomie est devenue tellement simple quand on laisse le col et qu'on n'ouvre pas le vagin, qu'il est préférable de guérir radicalement ses malades sans s'exposer à les voir revenir vous trouver incomplètement soulagées après avoir subi une laparotomie.

On peut dire en effet, à l'heure actuelle, qu'une hystérectomie subtotale ne complique pour ainsi dire pas l'opération, quand, bien entendu, elle se présente dans de bonnes conditions, c'est-à-dire quand l'utérus est bien mobile, que le Douglas est libre et qu'on ne risque pas, en l'enlevant, de déterminer des lésions du côté du rectum. Dans le cas contraire, il est de toute évidence qu'il faut s'abstenir, car en l'espèce, comme assez souvent en chirurgie, le mieux serait l'ennemi du bien.

On se guidera aussi sur l'état de l'utérus lui-même. Si celui-ci est petit, non congestionné, sans lésions superficielles, si en un mot il paraît normal, on pourra le laisser; si, au contraire, il est volumineux, augmenté par conséquent de volume, rouge, irrégulier à sa surface, il n'y aura aucune hésitation à avoir, il faudra l'enlever.

Il est des cas, du reste, où l'extirpation de la matrice

est absolument nécessaire, ceux notamment où les annexes sont tellement adhérentes qu'il est impossible de les avoir en les décollant de haut en bas. On doit alors pratiquer l'hémisection de l'utérus, et on a par cette manœuvre, facilement de bas en haut, avec chaque moitié de l'utérus, l'ovaire et la trompe qui viennent facilement, quand il était pour ainsi dire impossible de trouver le plan de clivage en procédant autrement.

Maintenant que j'ai exposé les avantages de la castration totale, il faut examiner si elle présente de véritables inconvénients. C'est, de toute évidence, une opération un peu plus longue, un peu plus compliquée que l'ablation bilatérale des annexes; mais elle ne fait pas de ce fait courir des dangers vraiment plus sérieux à l'opérée. La section des utéro-ovariennes, des artères vaginales et du col est rapidement pratiquée; la cautérisation immédiate de la cavité de ce col écarte toutes les possibilités d'infection ainsi que sa fermeture à l'aide de bonnes sutures.

Tout cela est bien supporté par une malade en bon état, ainsi que l'appendicectomie qui suit presque naturellement aujourd'hui toute laparotomie. On peut donc faire l'amputation subtotale au plus grand bénéfice des opérées quand celles-ci ne présentent pas de manifestations graves, ou ne sont pas affaiblies par une maladie déjà longue.

Quant à la mutilation, elle ne porte aucun préjudice à la patiente, étant donné que la fécondation n'est plus possible du fait même de la suppression des annexes. L'amputation subtotale a de plus l'avantage de laisser un col avec tous ses rapports, col qui maintient le dôme vaginal et n'altère en rien les conditions normales de ce conduit. Au point de vue des rapports sexuels, il n'y a donc rien de changé.

Quant à la sécrétion interne, car on a aussi parlé de sécrétion interne, de l'utérus, je n'en parlerai pas, n'y ajoutant pour ma part, comme je l'ai dit dans un article précédent, qu'une médiocre importance.

Aussi, sans aller jusqu'à écrire, comme cela a été fait, je crois, qu'il n'y avait plus un chirurgien à laisser l'utérus après l'extirpation bilatérale des annexes, j'estime que la suppression de la matrice dans les conditions que je viens de signaler doit suivre la suppression reconnue nécessaire des ovaires et des trompes.

CHAPITRE XXVI

Faut-il enlever les ovaires quand on pratique une hystérectomie pour fibrome?

Cette question paraît bizarre au premier abord, et il semble que, depuis les années déjà longues qui ont vu l'hystérectomie pour fibrome s'implanter dans la pratique courante, elle doive être résolue. Eh bien, il n'en est rien, et l'avis des chirurgiens est très partagé. Les uns font la castration complète; les autres laissent les ovaires quand ils sont reconnus absolument sains.

Pour ma part, j'ai toujours enlevé les annexes en totalité, et je continuerai à faire de même toutes les fois que je pratiquerai l'hystérectomie pour fibrome. Avant de discuter les motifs qui me font, avec la majorité de mes collègues je crois, agir de la sorte, je vais résumer une observation très concluante que Routier a communiquée à la Société de chirurgie dans la séance du 6 décembre 1905, et qui n'est pas pour me faire changer d'avis. Voici les faits :

Le 26 novembre 1904, Routier opère une malade atteinte de pyosalpinx double. Il lui enlève l'utérus et les annexes, sauf l'ovaire gauche conservé sur la demande expresse de la mère qui exigeait qu'on gardât tout ce qui serait possible des organes génitaux de sa fille.

Cette malade sortit guérie; mais un mois après sa rentrée chez elle, elle commença des accidents péritonitiques qui, continuant, la firent entrer à nouveau dans le service de Routier. Celui-ci dut faire une seconde laparotomie, et il trouva à côté de l'ovaire conservé une poche d'hématocèle de la grosseur d'une belle orange. Il est certain, nous dit-il, et je suis pleinement de son avis, que cet hématocèle était due à des règles fluées dans le péritoine et provenant de la présence de l'ovaire gauche non extirpé.

Voilà donc un cas type de conservation de l'ovaire qui n'a servi qu'à mettre les jours d'une malade en danger et à nécessiter une deuxième opération grave. Et pourtant, si des chirurgiens, et des meilleurs, laissent de parti pris la glande ovarienne sans trompe et sans utérus dans l'abdomen, quand il leur serait facile de l'enlever, c'est qu'il y a des raisons; il en existe en effet. Sont-elles suffisantes, c'est ce que je vais essayer de discuter.

Examinons d'abord les avantages de la conservation de l'ovaire. Personne ne songeait à garder cet organe dépourvu de son utérus, avant qu'on ne se mît à parler de cette mystérieuse sécrétion interne qui donnerait à l'ovaire un autre usage que celui de l'ovulation. Mais, à l'heure actuelle, il est de bonne physiologie de trouver aux glandes des fonctions doubles et quelquefois même multiples, et c'est ainsi que l'ovaire n'a plus seulement ce rôle déjà formidable de la formation de l'œuf, mais sécrète en plus un produit inconnu du reste, nécessaire à la bonne tenue de la santé du beau sexe et qui, supprimé, est la cause de tous les malaises inhérents à la ménopause.

Cette sécrétion est-elle bien prouvée? D'aucuns se montrent très froids à son égard; mais même fût-elle reconnue, sa cessation entraîne-t-elle des troubles tels qu'ils rendent la vie intenable? Pour ma part, je ne le crois pas.

Combien y a-t-il de milliers de femmes jeunes chez lesquelles on a pratiqué la castration totale pour métrites et annexites suppurées doubles et qui se portent à merveille! Combien y a-t-il de femmes chez lesquelles on a enlevé un utérus bourré de fibromes et avec lui les ovaires sans qu'elles en soient incommodées!

Il existe, dans la façon de se comporter des malades ainsi opérées, des dispositions personnelles qui nous échappent, des modalités nerveuses qui font que souvent on peut prévoir à l'avance des troubles post-opératoires qui ne manqueront pas de se produire. Ce qu'il y aurait d'intéressant, c'est de savoir si, parmi les hystérectomisées auxquelles on a conservé du tissu ovarique, les mêmes troubles ne se rencontrent pas parfois, je ne serais pas éloigné de le penser. En résumé, j'estime, pour ma part, que l'avantage pour les femmes de garder un ou deux ovaires après hystérectomie ne peut pas être mis en balance avec les inconvénients qui résultent de leur conservation, et n'ai-je pas lu dernièrement dans un compte rendu de la Société de biologie qu'on était arrivé à prouver que certains produits génitaux excrétés par les glandes femelles pouvaient même être des *substances toxiques!* — Alors!!

J'en arrive aux inconvénients. Ils ont été constatés maintes et maintes fois sous la forme d'accidents ultérieurs nécessitant de nouvelles interventions : le cas de Routier, que j'ai cité plus haut, en est une preuve indéniable.

Ricard, à la même séance de la Société de chirurgie, en a cité un autre exemple très net ; il a été, lui aussi, obligé de réopérer sa malade. Segond a été plusieurs fois forcé d'intervenir à nouveau et n'hésite pas à déclarer qu'à son sens, il est vraiment plus sûr de protéger, par une castration totale, nos patientes contre l'éventualité d'une opération secondaire que de leur assurer les bienfaits d'une sécrétion ovarienne interne autant que mystérieuse. Terrier a vu, lui aussi, si souvent des accidents après des opérations dans lesquelles on avait laissé les ovaires supposés sains, qu'il est, comme Segond, d'avis d'enlever toujours les ovaires quand les trompes et l'utérus sont enlevés. J'en passe et des meilleurs.

Un ovaire laissé en place est donc un danger, soit qu'il s'enflamme ultérieurement, soit qu'il donne naissance à un kyste, soit encore qu'il détermine une hémorragie intra-péritonéale comme dans le cas de Routier, et dans celui de Wheelton Hind que je trouve dans le *British medical Journal.* Ici il ne s'agit pas d'une femme déjà opérée, mais d'une malade qui fit une inondation péritonéale très grave, n'ayant pas pour point de départ une rupture tubaire, mais bien l'ovaire même; la laparotomie montra un utérus et des trompes normales et sur l'ovaire gauche un orifice par où le sang sortait.

Le résultat de l'examen histologique de la pièce fut le suivant : la trompe était saine aussi bien à la coupe qu'à l'œil nu; l'ovaire renfermait un kyste hématique provenant d'un corps jaune récent. Il était rempli de fibrine, mais ne contenait aucune trace de villosités choriales ni de tissu décidual.

Il est bien entendu que toutes les fois que l'utérus reste en place, c'est-à-dire toutes les fois qu'on suppose la conservation d'une des annexes possible, il n'y a pas à hésiter, et c'est ce qui fait l'indéniable supériorité de la voie abdominale sur la voie vaginale, la première permettant de se rendre compte des lésions avant d'enlever quoi que ce soit, la seconde commençant par supprimer l'utérus. Mais combien il est difficile d'estimer le degré de lésions d'une trompe ou d'un ovaire! L'année dernière il m'est arrivé, dans deux cas, d'être obligé de laparotomiser à nouveau deux malades auxquelles j'avais fait une castration unilatérale, l'autre côté étant devenu très malade; et chez une troisième patiente, il s'en est fallu de peu qu'elle ne payât de la mort la conservation d'une trompe et d'un ovaire.

Il s'agissait d'une femme que j'avais opérée d'une grossesse extra-utérine. Les annexes gauches examinées avec soin, et me paraissant saines, avaient été conservées; une année après elle m'était adressée d'urgence avec une terrible inondation péritonéale. Ce cas-là n'est malheureusement pas rare, et je ne l'ai cité que pour montrer la difficulté qu'il y a, même les pièces en main, à décider de la conservation ou de la suppression d'une trompe et d'un ovaire. Aussi doit-on les enlever quand on est forcé d'extirper l'utérus.

CHAPITRE XXVII

**Ablation de l'utérus en vase clos par la voie abdominale
dans les cas de fibromes gangrenés.**

L'hystérectomie, dans les cas de fibromes gangrenés, est, à cause de l'infection péritonéale, assez meur-
trière. Pour se mettre en garde contre cette infection,
il suffit d'enlever l'utérus en vase clos, de façon qu'aucun germe ne puisse inoculer le péritoine. C'est ce qu'il
est facile de réaliser en extirpant, par la voie abdominale, l'utérus avec une partie du vagin et en maintenant
le vagin fermé. Il suffit, pour ce faire, de placer quatre
pinces en L sur le conduit vaginal et de sectionner
ce conduit entre les deux pinces supérieures isolant la
matrice et les deux pinces inférieures isolant le vagin.

C'est ce que j'ai pu réaliser dans deux cas dont je
donne les observations plus loin, en suivant la technique que voici :

Après laparotomie, section des deux ligaments
larges et des utérines entre deux pinces, puis section
du péritoine sur la face antérieure de l'utérus et décollement de la vessie.

Ce décollement de la vessie doit être pratiqué avec attention pour ne pas l'ouvrir, surtout dans les cas où cette vessie est attirée en haut par le fibrome. Ce décollement doit être poursuivi très bas, afin de pouvoir sectionner le vagin au-dessous du col.

Il faut ensuite sectionner le péritoine sur la face postérieure de l'utérus, le décoller, couper les ligaments utéro-sacrés qui empêchent l'ascension de l'utérus, et libérer le vagin en arrière comme on l'a libéré en avant. Sur les côtés, il faut dégager complètement le dôme vaginal, en ayant bien soin d'écarter les uretères, et cela fait, saisissant entre le pouce et les doigts de la main gauche la partie supérieure du vagin à travers laquelle on sent le col utérin, placer, au ras de ce col, deux pinces coudées en L, l'une à droite, l'autre à gauche, qui, se rejoignant sur le milieu, bouchent complètement toute communication de l'utérus avec l'extérieur. Deux autres pinces semblables sont placées un centimètre plus bas, parallèlement aux premières; elles oblitèrent complètement le conduit vaginal.

La section du vagin est faite au bistouri entre les deux rangées de pinces, et l'utérus enlevé en vase clos avec le dôme vaginal sans la moindre contamination du petit bassin.

Un surjet au catgut est alors placé sur la tranchée vaginale, et les pinces enlevées au fur et à mesure de l'achèvement du surjet; le vagin est ainsi fermé, et les liquides qu'il contient ne peuvent plus infecter le péritoine.

Après ligature des utérines, des utéro-ovariennes,

extirpation des annexes; si elles n'ont pu être enlevées avec le fibrome, on procède à la péritonisation du petit bassin, et l'on termine par la suture de la paroi avec drainage abdominal.

Comme je l'ai dit, j'ai eu l'occasion tout dernièrement d'exécuter deux fois ce procédé. Voici le résumé de ces deux observations :

Fibrome utérin gangrené. Extirpation de l'utérus en vase clos à l'aide des pinces en L. *Guérison.*

Mme M..., âgée de soixante ans, entre dans mon service, présentant de sérieuses métrorragies. Elle a eu deux enfants et n'a plus ses règles depuis l'âge de cinquante-cinq ans. Il y a un an, sans trouble fonctionnel aucun, elle a vu son ventre augmenter de volume et s'est aperçue de la présence d'une grosseur siégeant principalement du côté gauche.

Vers la fin d'avril 1904 apparaissent, pour la première fois, des pertes sanguines qui augmentent et la décident à entrer à l'hôpital Tenon le 30 mai.

L'état général est assez bon, quoiqu'elle ait maigri et qu'elle soit fatiguée par ses métrorragies. A peine couchée, salle Richard-Wallace, un état fébrile se déclare, si bien que le surlendemain de son entrée à l'hôpital le thermomètre marque 39°.

A l'examen, on constate un volumineux fibrome dépassant l'ombilic, assez mobile, sans annexite concomitante. Il existe par le vagin un écoulement d'un liquide sanieux, sanguinolent, d'odeur absolument putride. Au spéculum, on constate dans l'utérus la présence d'un fibrome sphacélé.

Malgré des pansements répétés et un nettoyage aussi bien fait que possible de la cavité utérine, les phénomènes infectieux s'accentuent, et la température s'étant élevée à 40°, je décide d'intervenir.

Opération le 3 juin 1904, par le procédé indiqué plus haut; mais je n'ai que deux pinces en L à ma disposition. Je les applique donc sur le vagin au-dessous du col, et estimant que pendant les manœuvres opératoires le fibrome exprimé par les pressions a dû laisser s'écouler une grande quantité de produits septiques dans le vagin, je garnis le petit bassin de compresses stérilisées, et d'un coup de bistouri rapide j'enlève l'utérus en sectionnant le vagin au-dessus des pinces, qui continuent à obturer le conduit vaginal. Suture du vagin au catgut. Je m'aperçois que la vessie pendant les manœuvres de décollement a été légèrement blessée, je pratique sur la plaie vésicale trois rangées de suture au catgut. Hémostase des utérines, des utéro-ovariennes. Péritonisation. Fermeture de l'abdomen et drainage du petit bassin. Une sonde à demeure est placée dans la vessie.

Les suites opératoires furent régulières pendant les deux premiers jours, le troisième jour la température commença à monter et à arriver à 38°. La sonde à demeure, étant mal tolérée, avait donné de la cystite à la malade, et le septième jour il se fit un petit écoulement d'urine par le drain. Le trajet du drain s'infecta et il y eut même un peu d'œdème des membres inférieurs, œdème passager du reste. Enfin, petit à petit la fistule se ferma et la malade sortit de l'hôpital complètement guérie.

*Polype fibreux intra utérin à gros pédicule sphacélé.
Extirpation de l'utérus en vase clos à l'aide des
pinces en L. Guérison.*

Mme X..., cinquante-cinq ans, entre dans mon service de l'hôpital Tenon le 4 juin 1904 pour des pertes séro-sanguinolentes datant de cinq à six semaines. Pas d'antécédents particuliers à signaler. La malade accuse seulement des coliques « à se rouler par terre ». A la palpation, je constate un utérus assez gros, un peu bosselé et assez mobile. L'exploration vaginale montre un col dilaté, permettant de sentir un gros polype dont on fait facilement le tour, mais dont il est impossible de sentir le point d'implantation.

L'extrémité de ce polype est sphacélée et donne lieu à un écoulement purulent d'odeur assez forte. La malade a un peu de fièvre, et la température varie entre 38° et 38°4.

Opération le 22 juin, par le procédé que j'ai indiqué plus haut. Le décollement du dôme vaginal se fait sans difficulté. Les quatre pinces en L sont placées et le vagin sectionné, sans qu'une goutte de liquide septique vienne souiller le champ opératoire. Le vagin est fermé au catgut, et après ligature des artères utérines et des utéro-ovariennes, je suture le péritoine, puis je ferme la paroi avec une suture à trois plans après avoir placé un drain dont l'extrémité plonge dans le petit bassin.

Les suites opératoires furent des plus simples. Le drain est enlevé le deuxième jour; pas un moment le thermomètre ne monta à 38°, et aujourd'hui la malade est complètement guérie.

Ce procédé, avec quelques modifications, n'est autre que celui décrit par Carle (de Turin) au Congrès international de Rome 1894, et par Goullioud (de Lyon) au Congrès français de chirurgie de 1896. Ces chirurgiens le préconisaient dans toutes les hystérectomies totales. Carle ne mettait qu'une pince courbe sur le vagin sans se préoccuper des sécrétions internes, tandis que Goullioud sectionnait le vagin entre deux pinces courbes, isolant ainsi l'utérus; mais il ne suturait pas le vagin et drainait par ce conduit l'espace laissé libre entre le péritoine refait du petit bassin et la section vaginale.

Jonnesco, au Congrès international de gynécologie et d'obstétrique tenu à Rome en septembre 1902, utilise le procédé de Goullioud dans le traitement chirurgical du cancer de l'utérus par la voie haute. Il sectionne le vagin entre deux pinces courbes placées de droite à gauche, mais après l'évidement complet du petit bassin il enlève la pince qui fermait le vagin et draine ce conduit; après quoi il péritonise.

Wertheim [1] avait, avant Jonnesco, repris le procédé de Goullioud pour le cancer de l'utérus. Il place quatre pinces coudées pour isoler l'utérus et le vagin, deux supérieures se rejoignant, deux inférieures faisant de même, et il sectionne le vagin entre les deux rangées de pinces; mais il draine aussi le petit bassin par le vagin en enlevant les deux pinces inférieures. Ces pinces dites de Wertheim par Jayle, dans un récent article de la *Presse médicale* (6 juillet 1904), ne

---

[1] *Arch. f. Gynec.*, 1900.

sont que lés pinces employées par Goullioud, mais modifiées.

Goullioud dit en effet[1] : « J'ai reconnu, quand le vagin est court et caché sous le pubis, la nécessité de pinces coudées en L, à mors longs si possible de 7 centimètres, qui peuvent pincer toute la largeur du vagin aplati. » Wertheim les a fait construire plus courtes et en place deux au lieu d'une, l'une à droite, l'autre à gauche, ce qui rend leur emploi beaucoup plus facile. C'est ce modèle que j'ai employé et, de fait, il est très commode.

Ces différents chirurgiens se sont servis de ce procédé qui a pour but d'empêcher les sécrétions utérines ou vaginales d'inoculer le péritoine, soit dans le cas de fibrome ordinaire, soit dans le cas d'épithélioma du col de l'utérus. Je l'ai employé, pour ma part, dans le cas de fibromes gangrenés où il est de grande importance d'éviter toute souillure du ventre par des produits sphacélés éminemment septiques, et il m'a donné de bons résultats; c'est pourquoi je me permets de le recommander quand il sera possible, c'est-à-dire dans le cas où le col ne sera pas trop augmenté de volume par la présence d'un fibrome.

[1] *Loc. cit.*

CHAPITRE XXVIII

**Quelle est la conduite à tenir dans le cas de plaie
thoraco-abdominale avec hernie de l'épiploon? — Il faut
pratiquer la laparotomie transpleurale
et faire la cure radicale en suturant le diaphragme,
et en fermant l'espace intercostal.**

Les plaies thoraco-abdominales sont relativement
rares, et leur thérapeutique n'est pas encore très bien
assise; aussi est-il intéressant de publier cette observation dans laquelle la laparotomie transpleurale avec
suture du diaphragme et de l'espace intercostal a parfaitement réussi.

Il s'agissait d'un garçon de vingt et un ans qui
s'était porté, le 19 mars, à 8 h. 1/2 du soir, au côté
gauche de la poitrine un coup avec un couteau de
poche. Il s'aperçut immédiatement de la sortie par la
plaie d'un lambeau de chair. Il ne ressentit aucun
trouble immédiat et, après s'être fait appliquer un
pansement par un pharmacien, il rentra chez lui. La
nuit, il fut pris d'une dyspnée assez marquée pour
qu'il se décidât à se rendre le 20 mai dans mon ser-

vice de l'hôpital Saint-Louis, salle Nélaton, où nous l'examinons. Nous apercevons dans le sixième espace intercostal, un peu en avant de la ligne axillaire antérieure, une plaie longue d'environ 5 centimètres, qui donne issue à une frange d'épiploon, longue de 10 à 15 centimètres, qui se raccourcit dans l'aspiration et s'allonge dans l'expiration. Le malade présente de plus une dyspnée légère (23 respirations); le pouls est à 96, bien frappé.

Pas de pneumothorax. Le malade n'a pas de douleur abdominale, pas de défense de la paroi; il n'a pas vomi, il a eu une selle le matin. Le malade à 3 heures de l'après-midi est opéré par M. Rabinowitch, interne du service, sous anesthésie au chloroforme. On commence par débrider la plaie. A ce moment se produit le sifflement caractéristique du pneumothorax et de la traumatopnée. On introduit le doigt dans la plaie et on arrive à délimiter la perforation diaphragmatique.

Mais les manœuvres sont impossibles par cette incision, et pour donner du jour on résèque 10 centimètres environ de la sixième côte. On voit alors que la perforation du diaphragme siège non loin de la pointe du cœur. Elle est arrondie, de la largeur d'une pièce de 5 francs, et donne passage au lambeau épiploïque et à l'anse du côlon transverse sur lequel cet épiploon s'insère. On attire l'anse et on reconnaît son intégrité. On résèque alors la frange épiploïque, le tout est réduit dans le ventre et le diaphragme est suturé avec 4 points en U au catgut, renforcés d'un surjet thoracique, et ensuite suturé en deux plans.

Les suites opératoires furent troublées par l'apparition d'une pneumonie du côté opposé à la lésion. Le lendemain soir de l'opération, la température, jusqu'alors à 37°-37°5, montait brusquement à 39°8. La dyspnée était violente, le malade violacé. La percussion et l'auscultation dénotaient une condensation du lobe inférieur du poumon droit. Le 23, le malade expectore des crachats pneumoniques, il se sent soulagé, la dyspnée diminue. Enfin, le 27, la température tombe à 37° et ne s'élève plus au-dessus de 37°5. Les signes de pneumothorax gauche vont en diminuant, et le 5 avril le malade sort avec sa plaie réunie par première intention, et avec une respiration à peu près normale des deux côtés.

Les cas de hernie intercostale immédiate sont fort rares. Follin et Duplay en citent trois cas, dont deux dus à Benjamin Auger, tous les trois non opérés.

Blum et Ombrédanne, dans leur revue sur les hernies diaphragmatiques traumatiques (*Archives gén. de médecine*, 1896), en rapportent également trois cas.

Dans le premier cas de Bersuk (*Centralbl. f. Chir.*, 1893), il s'agit d'un homme auquel on sutura une plaie siégeant dans le neuvième espace intercostal gauche ; six heures après, la ligne de suture fut soulevée par une tumeur, qui à une deuxième intervention fut trouvée constituée par de l'épiploon. On réséqua la neuvième et la dixième côte pour suturer le diaphragme. Mais, comme par la plaie du diaphragme, on s'aperçut de l'existence d'une hémorragie abdominale, on abandonna l'intervention sur le thorax et on fit la laparotomie. On trouva une **plaie** de l'estomac qu'on sutura. Mort, dix heures après.

Dans le cas de Scalzi (*Jahresbericht Wirchow*, 1881), la hernie qui siégeait dans le huitième espace inter-costal gauche était formée par de l'intestin. **On** se contenta de réduire l'intestin dans le ventre par la plaie thoracique, qu'on referma sans suturer le diaphragme. Deux mois après, une hernie diaphragmatique se reproduisit, qui ne causa d'ailleurs pas d'ennui au malade.

Le cas de Cuervo y Serrano (*Gaz. med. ital. lomb.*) est celui où l'on retrouve la hernie la plus volumineuse. Aussitôt après le traumatisme qui avait porté dans le sixième espace gauche, une masse volumineuse et sanglante fit issue. Le malade mourut cinq jours plus tard, et à l'autopsie on trouva que l'estomac, une par-tie du côlon transverse et descendant et le lobe gauche du foie avaient passé dans la plèvre et avaient con-tracté des adhérences avec la plaie pariétale.

Enfin Walther (*Soc. de chirurgie*, 1892) a relaté un cas presque superposable au nôtre : il s'agissait d'une plaie verticale ayant sectionné les septième et huitième espaces intercostaux et la huitième côte. Par la plaie l'épiploon faisait hernie. Il n'y avait pas de pneumothorax. L'épiploon fut lié et réséqué. L'es-tomac, exploré à travers la plaie du diaphragme, était intact. Le diaphragme fut suturé à la paroi thora-cique. La plaie thoracique fut fermée en deux plans. Le malade guérit.

La pathogénie de ces hernies traumatiques immé-diates est facile à expliquer. Nous remarquons tout d'abord qu'elles siègent toujours à gauche, le foie s'opposant à droite à leur production. Il est probable que les viscères abdominaux sont chassés dans la plèvre à travers la plaie diaphragmatique par la différence de pression produite par la contraction du diaphragme et des muscles abdominaux, dus à un effort, à une inspiration ou encore à un réflexe douloureux. Pour peu qu'à ce moment la plaie thoracique se trouve en face de la plaie diaphragmatique, le viscère hernié dans la plèvre s'engage à travers la plaie pariétale. Le viscère le plus souvent hernié est l'épiploon, à cause de sa mobilité ; mais tous les organes de l'étage supérieur de l'abdomen, même le lobe gauche du foie (Cuervo y Serrano), peuvent s'y trouver.

Le pronostic de ces hernies est en somme celui des plaies diaphragmatiques. Celui-ci est assez grave [sept fois sur 33 cas (Frey)], à cause des lésions possibles du foie, de l'estomac, de l'intestin, etc.; mais il ne semble pas aggravé par la hernie des viscères à travers l'espace intercostal.

De même le traitement ne diffère en rien du traitement d'une plaie du diaphragme. Il faut ici réduire dans le ventre les viscères herniés et suturer le diaphragme. Deux voies s'offrent pour exécuter ceci : la voie thoracique et la voie abdominale. La voie abdominale a l'incontestable avantage de permettre de faire l'inventaire des organes du ventre et d'y porter remède en cas de besoin. Mais si, d'autre part, cette exploration, bien moins complète, il est vrai, peut être faite par voie thoracique en attirant les organes voisins dans la plaie, et si le malade ne présente aucun symptôme abdominal, il nous semble qu'il y a tout avantage à opérer par le thorax, cette voie étant supérieure à la voie abdominale pour la suture du diaphragme. Celle-ci a, en effet, une importance capitale. Les hernies diaphragmatiques longtemps tolérées sont rares, et presque toujours elles aboutissent à l'étranglement, complication presque toujours fatale. Pour nous résumer, nous croyons donc à la supériorité de la voie transpleurale, quitte à faire secondairement la laparotomie, si la thoracotomie nous montre l'existence de lésions abdominales, ou encore si des signes abdominaux apparaissent, comme l'a fait Borsuk.

Pour aborder la plaie diaphragmatique, on pourra souvent se contenter d'agrandir la plaie pariétale et de réséquer par cette voie la côte sus-jacente, comme il a été fait dans le cas que nous relatons. D'une façon générale, nous conseillons une incision en U, en T ou en H, permettant de relever un lambeau, dans lequel on pourra garder le fragment de côte temporairement réséqué. On explorera ensuite les viscères herniés, on réséquera l'épiploon ectopié et on réduira le tout dans le ventre; on suturera enfin le diaphragme. Une dernière question se pose. Faut-il fermer complètement la plaie thoracique ou faut-il s'en servir pour drainer la plèvre? Nous rejetons le drainage. Il est prouvé, en effet, qu'un pneumothorax qu'on garde ouvert s'infecte presque fatalement par l'air qui balaie sans cesse la plèvre, alors que ce pneumothorax se résorbe rapidement si on a soin de faire une suture hermétique. Nous ferons donc une suture en deux plans, en faisant remarquer que cette suture est bien plus facile, si on a relevé un lambeau, que si on a fait une incision linéaire, et nous ne drainerons que secondairement, en cas d'apparition d'accidents imputables à une infection pleurale.

Ces plaies thoraco-abdominales, lorsqu'elles ne sont pas traitées, donnent plus tard naissance, comme nous l'avons dit, à une hernie diaphragmatique quand l'issue des viscères se fait dans la plèvre; mais lorsque la plaie siège au niveau des 7ᵉ, 8ᵉ, 9ᵉ, 10ᵉ espaces, elles ont tendance à se montrer au dehors en passant entre les côtes, et doivent alors prendre le nom de hernie intercostale.

M. Savariaud a attiré le premier l'attention sur cette hernie que j'ai présentée à la Société de chirurgie dans un rapport fait en 1905, et un de mes élèves, Alquier, a fait sa thèse en 1905 sur ce sujet.

Au point de vue étiologique, toutes ces hernies se sont développées à la suite d'un traumatisme ouvert : coup d'épée dans le cas de Cruveilhier, passage sur le thorax d'une pièce d'artillerie dans l'observation de Cloquet, chute sur une pioche dans celle de Savariaud, coup de couteau dans le cas de M. Durand, etc.

Ces hernies siègent toujours à gauche, la présence du foie à droite mettant obstacle à leur formation. C'était le huitième espace dans les cas de Cruveilhier et de Cloquet, le neuvième espace dans l'observation de M. Durand, et le dixième dans celle de Savariaud, qui laissait passer la hernie, et dans celle de Bazy.

Ce volume peut varier, comme on le pense, de celui d'une noix (Cloquet) à celui d'un poing (Cruveilhier,

Durand) ; comme contenu dans les deux cas opérés (Durand, Savariaud), on n'a trouvé que l'épiploon : mais, comme le fait remarquer Cruveilhier à propos dè l'autopsie de son malade, rien ne s'oppose à ce qu'on puisse y rencontrer de l'intestin, le côlon transverse, par exemple. Il faut cependant, nous dit M. Savariaud, tenir compte de ce fait, c'est que l'ouverture limitée par les côtes est peu large et que dans ces conditions un organe distendu par les gaz doit avoir une certaine difficulté à s'y engager. Mais on voit bien l'intestin s'étrangler dans un tout petit orifice. Quant au sac, il peut être complet ou incomplet, toujours suivant M. Savariaud.

Dans le cas de Cruveilhier, le sac était distendu par de l'ascite, et son fond adhérait à une douzaine de franges épiploïques qui y adhéraient et qui y avaient déterminé autant de logettes. Dans le cas de M. Savariaud, il était difficile de dire s'il y avait un sac, tant l'épiploon était adhérent ; il n'y avait de sac réellement qu'au niveau du pédicule ; partout ailleurs l'épiploon n'était séparé des tissus environnants que par une membrane cellulaire plus ou moins nette et qui ne méritait pas le nom de sac. M. Durand ne prononce même pas le nom de sac dans son observation, et tomba, nous dit-il, sur l'épiploon hernié, qu'il isola, et arriva sur l'orifice unique entre les côtes, bordé par une zone fibreuse assez mince, entourée par les muscles intercostaux.

En somme, on peut conclure que s'il existe un sac, il est le plus souvent rempli par de l'épiploon adhérent qui ne permet pas de l'isoler.

Quant à l'orifice pariétal, ce sont les deux côtes qui le forment, revêtues bien entendu des débris des muscles intercostaux.

Nous ne ferons pas l'étude clinique de cette variété de hernie qui, suivant son contenu, présente les caractères de toutes les hernies ; mais il faut cependant insister sur ce point. Le malade de Savariaud souffrait beaucoup et par crises : il est vrai que c'était un névropathe aux réponses duquel on ne devait accorder qu'une médiocre créance ; mais Cloquet nous donne à propos de son hernieux une description qui pourrait servir de type à ce qu'on a appelé la cachexie herniaire.

Lorsque le malade fait des efforts, nous dit-il, « la tumeur devient très dure, d'une sensibilité telle que le malade peut à peine souffrir dessus le contact des vêtements les plus légers et qu'il reproduit tous les symptômes d'une hernie intestinale étranglée, tels que hoquet, nausées, vomissements, vives coliques accompagnées de déchirement dans tout le ventre... Il ne peut manger qu'une petite quantité d'aliments à la fois sous peine de les rejeter ; le sommeil est presque nul, les souffrances sont continuelles. Cet homme, primitivement d'une complexion très vigoureuse, se trouve maintenant maigre, décharné, et porte sur ses traits l'empreinte de la douleur et de la misère. »

Ces hernies sont-elles susceptibles d'étranglement ? Non, si on admet qu'elles ne peuvent contenir que de l'épiploon. Toutefois il n'est point impossible qu'à la suite de ce dernier on voie s'engager une anse intestinale, et dès lors l'étranglement devient possible.

Comme traitement, il n'y a que la cure radicale.

Le bandage sur ces hernies en partie irréductibles n'aboutirait qu'à comprimer la tumeur et à augmenter les souffrances du malade.

Cette cure radicale doit s'inspirer des grandes lignes de la cure radicale des hernies en général. Je ferai toutefois remarquer qu'il est un point sur lequel il faut insister, et qui me paraît devoir être pris en sérieuse considération, c'est le voisinage de la plèvre, qui, très proche, pourrait être ouverte si on essayait de libérer trop loin le revêtement fibreux de ce qu'on pourrait appeler le collet du sac. Il faut donc, au moment de la libération du sac et de sa fermeture, être très prudent.

Quant à la réunion des plans musculaires, après suture du diaphragme, si on ne peut se servir des muscles intercostaux qui se déchirent, on attirera le grand dorsal comme un voile au-devant de l'anneau ; mais on peut essayer de décoller les muscles intercostaux et les suturer. Il faudra toujours essayer de rapprocher ces muscles ; mais s'ils se déchirent, ce qui paraît probable vu leur nature, il faudra se servir du grand dorsal.

CHAPITRE XXIX

Un nouveau procédé de cure radicale de la hernie inguinale.

Dans un livre paru récemment sur les *hernies,* faisant l'appréciation des différents procédés de cure radicale de la hernie inguinale, j'écrivais que celui qui exposait le moins à la récidive était sans conteste le procédé de Bassini, et je m'en montrais un fervent partisan.

Toutefois, en pratiquant ce procédé, j'ai toujours été impressionné de l'élongation que faisait subir au cordon spermatique la manœuvre nécessaire pour le récliner en dedans et permettre la réfection de la paroi postérieure.

L'observation attentive des malades m'a même fait reconnaître souvent un gonflement, une induration de ce cordon persistant quelquefois jusqu'à la sortie des malades de l'hôpital, et ne pouvant s'expliquer que par le traumatisme dû à l'élongation ; car les suites opératoires avaient été complètement aseptiques.

Un article du chirurgien américain W. H. S. Halsted, publié dans les bulletins de *Johns' Hopskins hospital* (août 1904), est venu me confirmer dans les craintes qu'on pouvait avoir à maltraiter ainsi le cordon. Je trouve, en effet, signalée par cet auteur, l'atrophie possible du testicule chez les opérés par tout procédé qui a pour but de déplacer le cordon ou de le libérer momentanément pour refaire la paroi postérieure.

C'était la première fois que j'entendais parler de cette grave conséquence de l'intervention ainsi conduite, et je me suis même demandé si Halsted n'avait pas observé plus d'atrophie du testicule que les autres chirugiens, à cause même de la nature de son procédé primitif. On sait, en effet, qu'il déplace complètement le cordon en le faisant sortir à la partie supérieure de son incision et en le laissant en avant dans un plan superficiel, tandis qu'il refait complètement la paroi inguinale en arrière. Il y a là, en effet, un grand changement dans les rapports anatomiques, changement qui n'existe pas dans le procédé de Bassini qui n'a qu'un but : c'est de refaire les plans anatomiques, qui ont été déplacés par le passage de la hernie.

En rapprochant ces cas d'atrophie du testicule des lésions du cordon qui m'avaient frappé chez plusieurs de mes opérés, je me suis dit que les manœuvres d'élongation pouvaient bien aboutir à ces tristes conséquences, et je me suis convaincu que la méthode du chirurgien italien pouvait, dans des cas exceptionnels, il est vrai, mais signalés, produire l'atrophie de la glande séminale. Mon maître le professeur Berger, dans les premières séries d'opérations de ce genre, en aurait observé de très rares exemples.

Partant de ces raisons, de son observation personnelle et d'une constatation anatomique sur laquelle je vais revenir, Halsted a adopté une nouvelle manière de faire. Il ne déplace plus le cordon et refait la paroi abdominale par-dessus. J'ai adopté à peu de choses près ce procédé que je vais décrire ; mais sans toucher aux veines spermatiques, comme le fait le chirurgien américain qui les résèque.

Halsted insiste, en effet, sur la dilatation des veines du cordon qu'il a rencontrée dans presque toutes ses interventions. Il donne même à ce propos, dans l'étiologie de la hernie inguinale, une cause dont jusqu'ici je n'avais pas entendu parler et qui n'est du reste signalée dans aucun des auteurs français. Ces veines dilatées joueraient un grand rôle dans l'élargissement du canal inguinal. En se gonflant à certains moments outre mesure, elles dilateraient le canal et les anneaux, et, quand elles se vident, laisseraient la place libre pour le passage de l'intestin.

Je me demande si cette théorie partant d'une observation juste, qui est la fréquente dilatation des veines du cordon, est bien exacte, et si par hasard, en expliquant la formation de la hernie de cette sorte, on ne prend pas l'effet pour la cause.

Ce sont les veines qui dilatent le canal inguinal, nous dit le chirurgien américain, et alors il se produit une hernie ; ne pourrait-on pas dire : il y a commencement de hernie, pointe herniaire, gêne dans la circulation de retour et alors dilatation veineuse ? La chose a une certaine importance, car, partant de la dilatation veineuse observée et lui donnant comme cause la hernie, W. S. Halsted non seulement propose de réséquer les veines du cordon, mais le fait dans presque toutes ses nouvelles opérations et non pas pour faire disparaître un varicocèle ou même une tendance à cette affection, mais pour s'opposer à la récidive; car il a observé que les cas de récidive étaient moins fréquents chez les malades sur lesquels les veines avaient été réséquées, que chez les opérés où on n'avait pas touché au cordon.

Il est bien entendu qu'en France tous les chirurgiens ont pour règle, quand ils se trouvent en face d'un varicocèle compliquant une hernie inguinale, de profiter de l'opération de la cure radicale pour réséquer à leur origine les troncs des veines qui vont former le paquet variqueux. Mais doit-on ériger en principe que, sous prétexte de s'opposer à la récidive, on doit de parti pris réséquer les veines parce qu'elles sont un peu dilatées? Cela demande discussion.

Tout d'abord, j'estime pour ma part que par le fait même de la guérison de la hernie, c'est-à-dire de l'ablation du sac et de la réfection de la paroi, la dilatation veineuse doit disparaître, si elle existe, par ce fait qu'on a supprimé avec la hernie une cause de compression dans la circulation de retour et que cela, joint à la réfection de la paroi, a changé les conditions de la statique veineuse. Je n'ai jamais observé de troubles dans la circulation du testicule chez mes opérés par le procédé de Bassini, et quant à ce qui est de la récidive, elle est tellement rare aujourd'hui qu'on peut dire qu'on ne l'observe que lorsque tout ne s'est pas passé régulièrement : qu'il y a eu infection de la plaie par un fil ou un catgut, ou une complication pulmonaire qui a fait tousser le malade et tiraillé les sutures. De ce côté, jusqu'à plus ample informé, je ne vois donc pas là de raison pour aller de parti pris réséquer les veines du cordon.

Mais je pense, avec beaucoup de chirurgiens, qu'il faut toucher au cordon le moins possible. Ses éléments ne sont pas faciles à démêler les uns des autres, rien ne ressemble à une de ses artères comme une de ses veines ectasiées ; ces dernières se déchirent avec la plus grande facilité, le sang y masque alors les parties et il est difficile parfois de s'y reconnaître. Or rien ne serait plus préjudiciable au malade que de lui sectionner ou son artère déférentielle, ou la funiculaire et surtout la spermatique. A cela on doit répondre qu'avec de l'attention on ne doit pas se tromper ; la chose est exacte, mais je ne pense pas, pour ma part, que le bénéfice retiré de la section des veines dépasse les risques courus par leur recherche et leur section. Ajoutez à cela qu'on a vite fait de créer un hématome qui augmente les chances d'infection et nuit à la bonne coaptation des plans musculaires.

Donc, et pour les raisons que je viens de donner, je réserverai la section des veines du cordon pour les cas où le malade porterait un varicocèle en même temps que sa hernie.

J'en reviens au nouveau procédé que j'emploie et dont voici la description :

L'incision de la peau est absolument abdominale et

n'empiète en rien sur le scrotum. Elle est pratiquée sur le trajet du canal inguinal en dépassant un peu en haut et en bas ses limites.

Cette incision menée, je découvre l'aponévrose du grand oblique et l'orifice extérieur du canal inguinal, l'index est engagé dans l'anneau et décolle par des

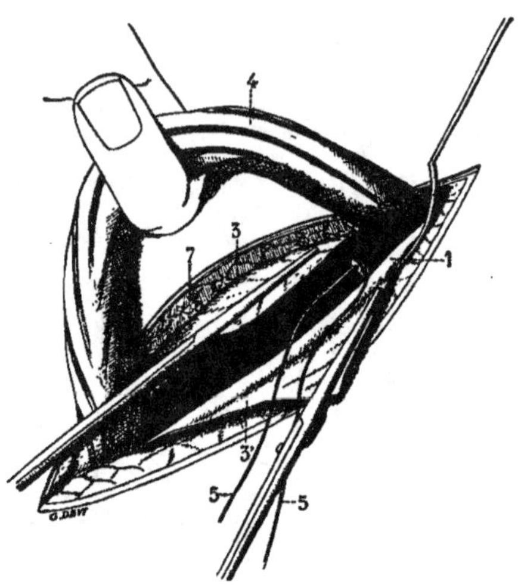

Fig. 7.

pressions douces et successives les différents éléments du cordon de ses rapports avec la paroi antérieure. Cela fait, deux pinces de Kocher sont introduites parallèlement dans le canal, et l'aponévrose est incisée entre ces deux pinces.

Le sac est alors recherché, puis saisi avec une pince de Kocher et dégagé sur une assez grande étendue pour qu'après ligature et section du pédicule, ce dernier se réduise de lui-même dans l'abdomen.

Jusqu'ici les différentes manœuvres que nous venons

de décrire sont communes à toutes les opérations de cure radicale, et c'est à ce moment que Bassini dégage complètement ce cordon de façon à le récliner en dedans sur l'abdomen comme le montre la figure 7.

C'est aussi dans ce temps que se produit l'étirement souvent exagéré du cordon, étirement qui peut traumatiser les vaisseaux ou même le canal déférent.

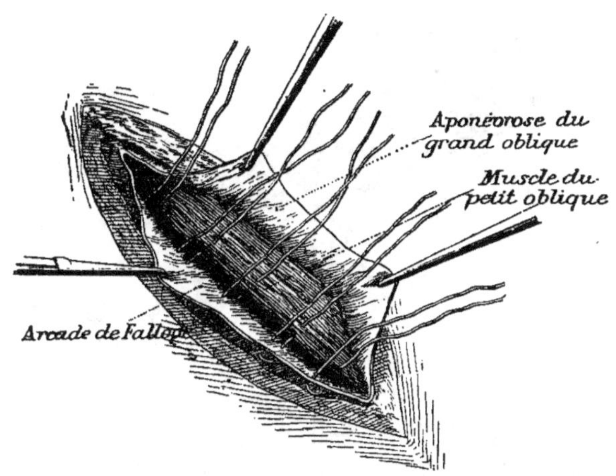

Fig. 8.

Dans le procédé que j'ai adopté, une fois l'aponévrose du grand oblique incisée, une fois le sac réséqué, on ne touche pas au cordon qu'on laisse en sa place ; mais on repère le petit oblique, l'arcade de Fallope qu'on va réunir l'un à l'autre par des points en **U** comme cela est représenté dans la figure 8, de façon que les fils passent dans l'arcade et laissent libre le feuillet de l'aponévrose du grand oblique qui sera suturée à son tour. Quand il y a un crémaster puissant, je suis la pratique d'Halsted, je le fais passer sous le petit oblique et je le le suture au corps de ce dernier par des points en **U**; puis le bord du petit oblique est suturé à l'arcade comme je viens de le dire.

Trois ou quatre points en **U** sont ainsi placés, unissant solidement le petit oblique à l'arcade; la lèvre inférieure de l'incision de l'aponévrose du grand oblique est alors passée sous la lèvre supérieure, et

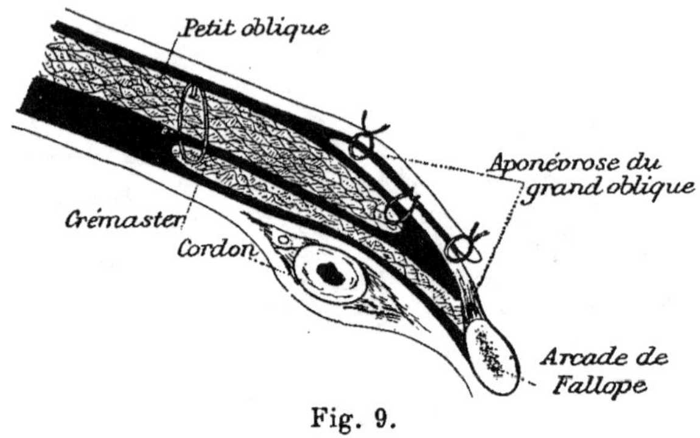

Fig. 9.

ces deux aponévroses superposées l'une à l'autre sont fixées l'une contre l'autre, à l'aide d'une double rangée de points en **U**, comme cela est représenté dans la figure 9. On obtient ainsi une paroi solide, reconstituée par le chevauchement des muscles et des aponévroses, formant une couche de tissus bien doublés, d'une épaisseur suffisante, susceptible de s'opposer à la sortie des viscères.

Le cordon spermatique sort dans l'angle inférieur formé par les différents plans réunis et sans avoir été le moins du monde tiraillé ou traumatisé.

Je ferai de plus remarquer qu'il y a superposition de plans de telle façon que lorsque le crémaster est bien musclé, on trouve superposés quatre plans formés par ce muscle d'abord, puis le petit oblique, puis enfin les deux feuillets de l'aponévrose du grand oblique. J'insiste sur ce doublement des plans à l'aide des points en U ; car je sais toute l'importance que M. Lucas-Championnière attache à ce mode de sutures.

Comme on le voit, ce procédé est simple à réaliser. Il ressemble, me dira-t-on, à ceux déjà nombreux qui laissent le cordon en arrière ; cela est exact, mais avec cette différence toutefois que la réunion des parties molles n'est pas faite en masse, mais anatomiquement, plan par plan, en ayant soin de créer par leur doublement une paroi abdominale très solide.

Voilà plus de deux ans que j'ai adopté ce procédé, et je m'en trouve fort bien. J'ai revu quelques-uns de mes opérés sans la moindre récidive.

J'insisterai en terminant sur l'avantage de cette manière de faire dans les hernies par glissement, où le sac est incomplet et où sa réduction haut dans l'abdomen n'est pas possible. Dans ces hernies, c'est la réfection de la paroi qui est la seule garantie contre la non-récidive, et ce sont les seuls procédés, comme le procédé de Bassini et celui-ci, qui s'adressent aux muscles et aux aponévroses à la fois, qui ont les chances de donner les meilleurs résultats.

Mon collègue et ami, le Dr Schwartz, l'habile chirurgien de Cochin, m'a fait remarquer qu'il avait décrit depuis longtemps le procédé que je préconisais, et je me suis reporté à la description qu'il en donne dans le *Journal des Praticiens* du 15 août 1876.

Je me permettrai de lui faire remarquer qu'il n'a

probablement pas bien saisi, ou que je n'ai peut-être pas assez insisté dans ma description sur les points que je considère comme les plus importants dans la réfection de la paroi abdominale.

M. Schwartz abaisse les muscles petit oblique et transverse en les fixant par-dessus le cordon à l'arcade de Fallope, à l'aide de simples points de suture; puis il fait la suture des deux piliers et reconstitue l'anneau externe du canal inguinal aussi solidement que possible par une série de sutures à la soie n° 2. Il ne s'efforce donc pas, comme je le préconise, de faire chevaucher les plaies musculo-aponévrotiques les unes sur les autres de façon à renforcer la paroi le plus possible.

Dans le procédé que j'ai décrit, comme on peut s'en rendre facilement compte dans la figure n° 9, le crémaster vient passer devant le trajet inguinal pour le fermer, puis le petit oblique recouvre le crémaster, et enfin un troisième plan est formé par le doublement de l'aponévrose du grand oblique, et cette intrication de plans musculaire et aponévrotique les uns sur les autres ne peut être obtenue qu'à l'aide de points de suture en U. Tout cela doit se faire sans recliner le cordon, sans même, pour ainsi dire, y toucher.

Certes, ce ne sont là que de petits détails de technique, mais ils ont leur importance, et c'est pour cela que je me suis permis d'y insister.

CHAPITRE XXX

**De la mort subite après l'opération de la cure radicale
herniaire.**

Une des morts qui m'ont beaucoup frappé est celle
d'un homme dans la force de l'âge qui, vingt jours
après une opération de cure radicale de hernie inguinale sans aucune complication, mourut subitement.
L'autopsie ne put être faite; mais sans aucun doute
c'était à une embolie qu'il fallait attribuer ce décès
chez un opéré dont la température n'avait pas dépassé
37°8, dont les points de suture avaient été enlevés
et qui allait se lever, les trois semaines de lit accom-
plies.

Il ne m'était pas venu à l'idée de rattacher la mort
à l'opération, et je n'avais vu là qu'une simple coïncidence, car, me disais-je, après tout, une opération ne
met pas à l'abri d'une embolie qui peut tenir à une
toute autre cause.

Mais voici qu'une récente discussion à l'Académie
des sciences médicales et physiques de Florence vient
éclairer la question d'un jour nouveau et montrer que

l'opération de la cure radicale d'une hernie, même aseptiquement pratiquée, peut être la cause d'une embolie mortelle.

Le Dr G. Banti est venu en effet relater à ses collègues plusieurs cas de mort subite qu'il a eu l'occasion d'observer après des cures radicales.

Dans toutes ces opérations, les suites avaient été excellentes, et c'est en pleine convalescence que les malades ont été brusquement frappés.

Ce qu'il y a surtout d'intéressant, c'est que ce chirurgien a fait les autopsies et qu'il a trouvé une thrombose veineuse, ayant débuté dans la veine fémorale au niveau du champ opératoire, remontant plus ou moins haut dans les veines iliaques, et ayant été le point de départ d'une embolie mortelle de l'artère pulmonaire.

Il était tout naturel de penser que la thrombose veineuse était sous l'influence d'une infection insuffisante pour produire une élévation de température, mais suffisante pour déterminer une phlébite avec thrombose; eh bien, M. Banti nous affirme le contraire. Il s'est livré à des recherches bactériologiques faites avec le plus grand soin, et jamais il ne put reconnaître que la cause fût une infection causée par l'opération.

On doit plutôt, d'après lui, attribuer l'origine des accidents à une endophlébite dont étaient atteints les hernieux, endophlébite sous la dépendance de certaines altérations vasculaires tenant à la constitution des malades. L'acte opératoire n'aurait donc agi que secondairement, provoquant un thrombus, alors même

que l'asepsie opératoire était parfaite sur des veine
dont l'endothélium était déjà altéré.

Voilà donc une thrombose produite dans la vein
fémorale. Il semble que cet arrêt de la circulation d
retour dans le canal veineux le plus important d
membre inférieur eût dû produire des troubles d'un
certaine importance, tels, par exemple, que de l'œdèm
de la jambe et de la cuisse. Or, sur mon malade, i
n'en était rien, et sur les opérés suivis par M. Banti
rien de particulier n'attira non plus l'attention. A cec
le médecin de Florence nous répond que ces throm
boses évoluent d'une façon absolument latente, san
déterminer la moindre trace d'œdème dans le membr
atteint. Cette observation a même été le point de dé
part d'études faites par M. Banti sur les œdèmes pro
duits par des phlébites; d'où il paraît ressortir qu
l'œdème n'est pas produit par un obstacle mécanique,
mais par une propagation du processus phlegmasique
de la veine aux parties voisines; ce serait un œdème
inflammatoire.

Je n'ai pas à insister sur ce point particulier de la
propagation de l'œdème dans les phlébites et sur l'interprétation qu'en donne M. Banti; l'essentiel est de
discuter l'importance de ces morts dans le pronostic
de la cure radicale de la hernie; car, sans être nombreuses, ces morts seraient plus fréquentes qu'on ne
pourrait le croire, puisque dans cette même discussion M. Stori nous dit qu'il a révélé 8 décès par embolie sur un relevé de 3 000 hernies opérées à la clinique chirurgicale de Florence.

Chose curieuse, dans ces cas malheureux, il s'est

toujours agi de hernie inguinale et non de hernie crurale, comme on aurait pu s'y attendre, étant donné le voisinage immédiat de la veine fémorale qui aurait pu être plus ou moins intéressée dans la fermeture de l'anneau.

M. Stori fait remarquer, à juste raison du reste, que la hernie inguinale étant beaucoup plus fréquente que la hernie crurale, il est tout naturel que le nombre des morts soit plus grand dans la première que dans la deuxième, la chose est de toute évidence; mais il faut encore rechercher pourquoi la thrombose peut se produire dans la cure radicale de la hernie inguinale, cure dans laquelle l'acte opératoire se passe relativement en dehors de la zone des vaisseaux. M. Stori fait à ce propos observer que, dans le procédé de Bassini, le passage des points de suture à travers l'arcade de Fallope peut déterminer des tiraillements sur la veine fémorale, gêner un peu ses rapports et devenir ainsi le point de départ d'une thrombose. Je donne cette explication pour ce qu'elle est, mais je dois avouer qu'elle est loin de me satisfaire pleinement et, pour ma part, je suis plutôt enclin à penser qu'il s'agit là d'une infection opératoire de très peu d'importance, ne se manifestant pas au thermomètre, mais suffisante cependant pour déterminer une inflammation chez un sujet qui, par son système veineux, y serait prédisposé.

Quelle est la conclusion à tirer de ces faits? Ces morts subites par embolie viennent-elles porter un coup à l'opération de la cure radicale? Certes non; car ce qu'il y a de plus dangereux pour le hernieux, ce sera toujours la présence d'une hernie qui peut s'étrangler d'un moment à l'autre; mais ceci vient encore prouver qu'une opération, quelle qu'elle soit, est toujours une chose sérieuse et qui ne doit être faite qu'après un examen bien approfondi du sujet. On devra donc dorénavant s'occuper de l'état du système veineux du hernieux à opérer, inspecter ses membres inférieurs et voir s'il est porteur de varices plus ou moins enflammées. L'asepsie, il est inutile de le dire, sera des plus sévères, et si par hasard la température s'élève un peu, si d'un autre côté on a à se méfier du système vasculaire de l'opéré, il ne faudra pas craindre de le maintenir au lit au delà des trois semaines ordinairement exigées.

TABLE DES MATIÈRES

32 735. — Tours, impr. Mame.